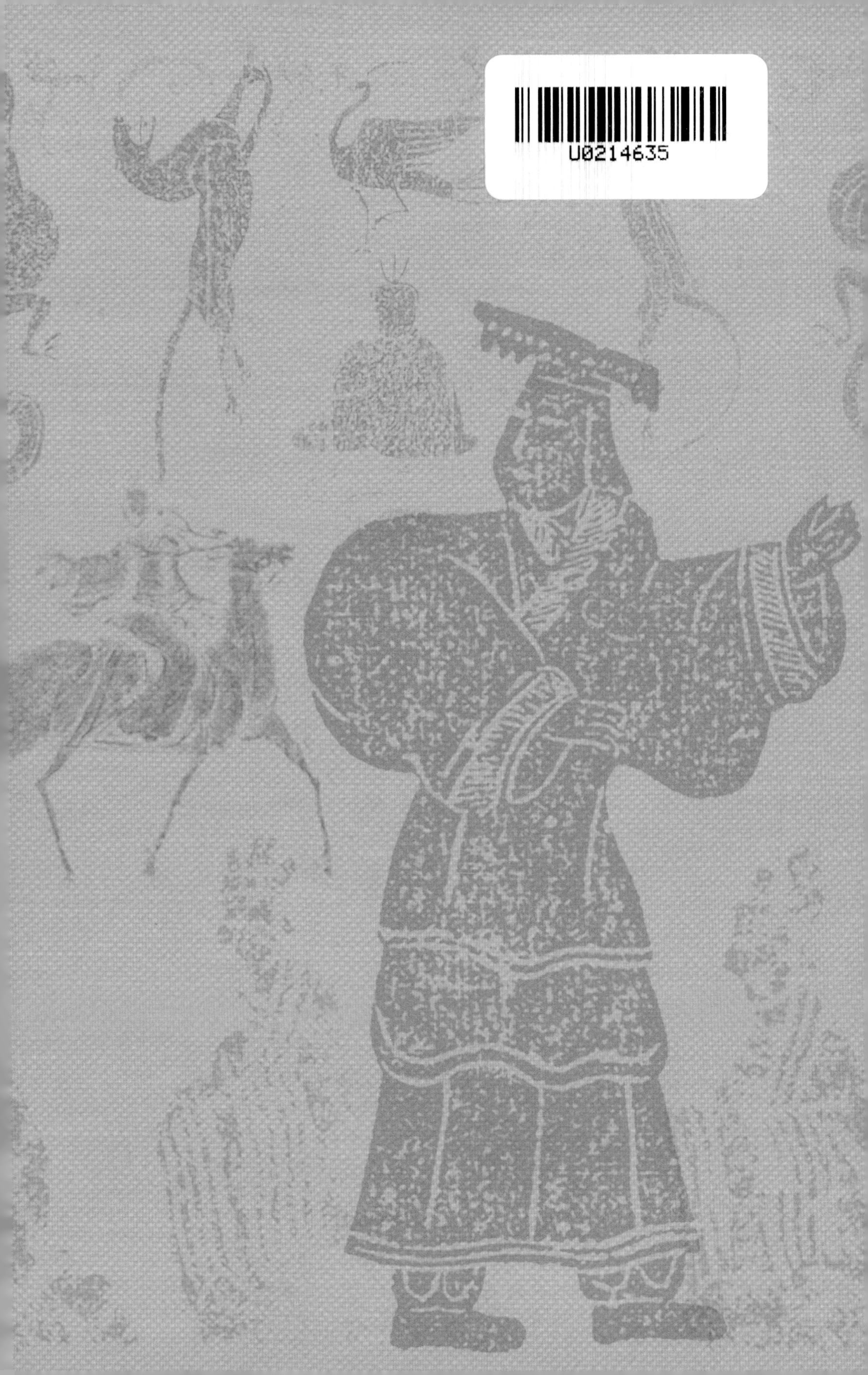

中国古医籍整理丛书

赖氏脉案

清·赖元福　著

毕丽娟　校注

中国中医药出版社

·北　京·

图书在版编目（CIP）数据

赖氏脉案／（清）赖元福著；毕丽娟校注．—北京：中国中医药出版社，2015.12（2024.8重印）

（中国古医籍整理丛书）

ISBN 978-7-5132-2886-2

Ⅰ.①赖… Ⅱ.①赖… ②毕… Ⅲ.①脉诊—中医学临床—经验—中国—清代 Ⅳ.①R241.2

中国版本图书馆CIP数据核字（2015）第266040号

中 国 中 医 药 出 版 社 出 版

北京经济技术开发区科创十三街31号院二区8号楼

邮政编码 100176

传真 010 64405721

北京盛通印刷股份有限公司印刷

各地新华书店经销

*

开本 710×1000 1/16 印张 8.25 字数 35千字

2015年12月第1版 2024年8月第2次印刷

书 号 ISBN 978-7-5132-2886-2

*

定价 25.00元

网址 www.cptcm.com

服务热线 010 64405510

购书热线 010 64065415 010 64065413

微信服务号 zgzyycbs

书店网址 csln.net/qksd/

官方微博 http://e.weibo.com/cptcm

淘宝天猫网址 http://zgzyycbs.tmall.com

国家中医药管理局
中医药古籍保护与利用能力建设项目
组织工作委员会

主 任 委 员 王国强

副 主 任 委 员 王志勇 李大宁

执行主任委员 曹洪欣 苏钢强 王国辰 欧阳兵

执行副主任委员 李 昱 武 东 李秀明 张成博

委 员

各省市项目组分管领导和主要专家

（山东省）武继彪 欧阳兵 张成博 贾青顺

（江苏省）吴勉华 周仲瑛 段金廒 胡 烈

（上海市）张怀琼 季 光 严世芸 段逸山

（福建省）阮诗玮 陈立典 李灿东 纪立金

（浙江省）徐伟伟 范永升 柴可群 盛增秀

（陕西省）黄立勋 呼 燕 魏少阳 苏荣彪

（河南省）夏祖昌 刘文第 韩新峰 许敬生

（辽宁省）杨关林 康廷国 石 岩 李德新

（四川省）杨殿兴 梁繁荣 余曙光 张 毅

各项目组负责人

王振国（山东省） 王旭东（江苏省） 张如青（上海市）

李灿东（福建省） 陈勇毅（浙江省） 焦振廉（陕西省）

蔡永敏（河南省） 鞠宝兆（辽宁省） 和中浚（四川省）

项目专家组

顾　问　马继兴　张灿玾　李经纬

组　长　余瀛鳌

成　员　李致忠　钱超尘　段逸山　严世芸　鲁兆麟
郑金生　林端宜　欧阳兵　高文柱　柳长华
王振国　王旭东　崔　蒙　严季澜　黄龙祥
陈勇毅　张志清

项目办公室（组织工作委员会办公室）

主　任　王振国　王思成

副主任　王振宇　刘群峰　陈榕虎　杨振宁　朱毓梅
刘更生　华中健

成　员　陈丽娜　邱　岳　王　庆　王　鹏　王春燕
郭瑞华　宋咏梅　周　扬　范　磊　张永泰
罗海鹰　王　爽　王　捷　贺晓路　熊智波

秘　书　张丰聪

前言

中医药古籍是传承中华优秀文化的重要载体，也是中医学传承数千年的知识宝库，凝聚着中华民族特有的精神价值、思维方法、生命理论和医疗经验，不仅对于传承中医学术具有重要的历史价值，更是现代中医药科技创新和学术进步的源头和根基。保护和利用好中医药古籍，是弘扬中国优秀传统文化、传承中医学术的必由之路，事关中医药事业发展全局。

1949年以来，在政府的大力支持和推动下，开展了系统的中医药古籍整理研究。1958年，国务院科学规划委员会古籍整理出版规划小组在北京成立，负责指导全国的古籍整理出版工作。1982年，国务院古籍整理出版规划小组召开全国古籍整理出版规划会议，制定了《古籍整理出版规划（1982—1990）》，卫生部先后下达了两批200余种中医古籍整理任务，掀起了中医古籍整理研究的新高潮，对中医文化与学术的弘扬、传承和发展，发挥了极其重要的作用，产生了不可估量的深远影响。

2007年《国务院办公厅关于进一步加强古籍保护工作的意见》明确提出进一步加强古籍整理、出版和研究利用，以及

“保护为主、抢救第一、合理利用、加强管理”的方针。2009年《国务院关于扶持和促进中医药事业发展的若干意见》指出，要“开展中医药古籍普查登记，建立综合信息数据库和珍贵古籍名录，加强整理、出版、研究和利用”。《中医药创新发展规划纲要（2006—2020）》强调继承与创新并重，推动中医药传承与创新发展。

2003～2010年，国家财政多次立项支持中国中医科学院开展针对性中医药古籍抢救保护工作，在中国中医科学院图书馆设立全国唯 一的行业古籍保护中心，影印抢救濒危珍本、孤本中医古籍1640余种；整理发布《中国中医古籍总目》；遴选351种孤本收入《中医古籍孤本大全》影印出版；开展了海外中医古籍目录调研和孤本回归工作，收集了11个国家和2个地区137个图书馆的240余种书目，基本摸清流失海外的中医古籍现状，确定国内失传的中医药古籍共有220种，复制出版海外所藏中医药古籍133种。2010年，国家财政部、国家中医药管理局设立“中医药古籍保护与利用能力建设项目”，资助整理400余种中医药古籍，并着眼于加强中医药古籍保护和研究机构建设，培养中医古籍整理研究的后备人才，全面提高中医药古籍保护与利用能力。

在此，国家中医药管理局成立了中医药古籍保护和利用专家组和项目办公室，专家组负责项目指导、咨询、质量把关，项目办公室负责实施过程的统筹协调。专家组成员对古籍整理研究具有丰富的经验，有的专家从事古籍整理研究长达70余年，深知中医药古籍整理研究的重要性、艰巨性与复杂性，履行职责认真务实。专家组从书目确定、版本选择、点校、注释等各方面，为项目实施提供了强有力的专业指导。老一辈专家的学术水平和智慧，是项目成功的重要保证。项目承担单位山东中医药大学、南京中医药大学、上海中医药大学、福建中医药大学、浙江省中医药研究院、陕西省中医药研究院、河南省中医药研究院、辽宁中医药大学、成都中医药大学及所在省市中医药管理部门精心组织，充分发挥区域间互补协作的优势，并得到承担项目出版工作的中国中医药出版社大力配合，全面推进中医药古籍保护与利用网络体系的构建和人才队伍建设，使一批有志于中医学术传承与古籍整理工作的人才凝聚在一起，研究队伍日益壮大，研究水平不断提高。

本着“抢救、保护、发掘、利用”的理念，该项目重点选择近60年未曾出版的重要古医籍，综合考虑所选古籍的保护价值、学术价值和实用价值。400余种中医药古籍涵盖了医经、基础理论、诊法、伤寒金匮、温病、本草、方书、内科、外科、女科、儿科、伤科、眼科、咽喉口齿、针灸推拿、养生、医案医话医论、医史、临证综合等门类，跨越唐、宋、金元、明以迄清末。全部古籍均按照项目办公室组织完成的行业标准《中医古籍整理规范》及《中医药古籍整理细则》进行整理校注，绝大多数中医药古籍是第一次校注出版，一批孤本、稿本、抄本更是首次整理面世。对一些重要学术问题的研究成果，则集中收录于各书的“校注说明”或“校注后记”中。

“既出书又出人”是本项目追求的目标。近年来，中医药古籍整理工作形势严峻，老一辈逐渐退出，新一代普遍存在整理研究古籍的经验不足、专业思想不坚定等问题，使中医古籍整理面临人才流失严重、青黄不接的局面。通过本项目实施，搭建平台，完善机制，培养队伍，提升能力，经过近5年的建设，锻炼了一批优秀人才，老中青三代齐聚一堂，有效地稳定了研究队伍，为中医药古籍整理工作的开展和中医文化与学术的传承提供必备的知识和人才储备。

本项目的实施与《中国古医籍整理丛书》的出版，对于加强中医药古籍文献研究队伍建设、建立古籍研究平台，提高古籍整理水平均具有积极的推动作用，对弘扬我国优秀传统文化，推进中医药继承创新，进一步发挥中医药服务民众的养生保健与防病治病作用将产生深远影响。

第九届、第十届全国人大常委会副委员长许嘉璐先生，国家卫生计生委副主任、国家中医药管理局局长、中华中医药学会会长王国强先生，我国著名医史文献专家、中国中医科学院马继兴先生在百忙之中为丛书作序，我们深表敬意和感谢。

由于参与校注整理工作的人员较多，水平不一，诸多方面尚未臻完善，希望专家、读者不吝赐教。

国家中医药管理局中医药古籍保护与利用能力建设项目办公室

二〇一四年十二月

许序

“中医”之名立，迄今不逾百年，所以冠以“中”字者，以别于“洋”与“西”也。慎思之，明辨之，斯名之出，无奈耳，或亦时人不甘泯没而特标其犹在之举也。

前此，祖传医术（今世方称为“学”）绵延数千载，救民无数；华夏屡遭时疫，皆仰之以度困厄。中华民族之未如印第安遭染殖民者所携疾病而族灭者，中医之功也。

医兴则国兴，国强则医强。百年运衰，岂但国土肢解，五千年文明亦不得全，非遭泯灭，即蒙冤扭曲。西方医学以其捷便速效，始则为传教之利器，继则以“科学”之冕畅行于中华。中医虽为内外所夹击，斥之为蒙昧，为伪医，然四亿同胞衣食不保，得获西医之益者甚寡，中医犹为人民之所赖。虽然，中国医学日益陵替，乃不可免，势使之然也。呜呼！覆巢之下安有完卵？

嗣后，国家新生，中医旋即得以重振，与西医并举，探寻结合之路。今也，中华诸多文化，自民俗、礼仪、工艺、戏曲、历史、文学，以至伦理、信仰，皆渐复起，中国医学之兴乃属必然。

迄今中医犹为国家医疗系统之辅，城市尤甚。何哉？盖一则西医赖声、光、电技术而于20世纪发展极速，中医则难见其进。二则国人惊羡西医之“立竿见影”，遂以为其事事胜于中医。然西医已自觉将入绝境：其若干医法正负效应相若，甚或负远逾于正；研究医理者，渐知人乃一整体，心、身非如中世纪所认定为二对立物，且人体亦非宇宙之中心，仅为其一小单位，与宇宙万象万物息息相关。认识至此，其已向中国医学之理念“靠拢”矣，虽彼未必知中国医学何如也。唯其不知中国医理何如，纯由其实践而有所悟，益以证中国之认识人体不为伪，亦不为玄虚。然国人知此趋向者，几人？

国医欲再现宋明清高峰，成国中主流医学，则一须继承，一须创新。继承则必深研原典，激清汰浊，复吸纳西医及我藏、蒙、维、回、苗、彝诸民族医术之精华；创新之道，在于今之科技，既用其器，亦参照其道，反思己之医理，审问之，笃行之，深化之，普及之，于普及中认知人体及环境古今之异，以建成当代国医理论。欲达于斯境，或需百年欤？予恐西医既已醒悟，若加力吸收中医精粹，促中医西医深度结合，形成21世纪之新医学，届时“制高点”将在何方？国人于此转折之机，能不忧虑而奋力乎？

予所谓深研之原典，非指一二习见之书、千古权威之作；就医界整体言之，所传所承自应为医籍之全部。盖后世名医所著，乃其秉诸前人所述，总结终生行医用药经验所得，自当已成今世、后世之要籍。

盛世修典，信然。盖典籍得修，方可言传言承。虽前此50余载已启医籍整理、出版之役，惜旋即中辍。阅20载再兴整理、出版之潮，世所罕见之要籍千余部陆续问世，洋洋大观。

今复有“中医药古籍保护与利用能力建设”之工程，集九省市专家，历经五载，董理出版自唐迄清医籍，都400余种，凡中医之基础医理、伤寒、温病及各科诊治、医案医话、推拿本草，俱涵盖之。

噫！璐既知此，能不胜其悦乎？汇集刻印医籍，自古有之，然孰与今世之盛且精也！自今而后，中国医家及患者，得览斯典，当于前人益敬而畏之矣。中华民族之屡经灾难而益蕃，乃至未来之永续，端赖之也，自今以往岂可不后出转精乎？典籍既蜂出矣，余则有望于来者。

谨序。

第九届、十届全国人大常委会副委员长

許嘉璐

二〇一四年冬

王序

中医学是中华民族在长期生产生活实践中，在与疾病作斗争中逐步形成并不断丰富发展的医学科学，是中国古代科学的瑰宝，为中华民族的繁衍昌盛作出了巨大贡献，对世界文明进步产生了积极影响。时至今日，中医学作为我国医学的特色和重要医药卫生资源，与西医学相互补充、相互促进、协调发展，共同担负着维护和促进人民健康的任务，已成为我国医药卫生事业的重要特征和显著优势。

中医药古籍在存世的中华古籍中占有相当重要的比重，不仅是中医学术传承数千年最为重要的知识载体，也是中医为中华民族繁衍昌盛发挥重要作用的历史见证。中医药典籍不仅承载着中医的学术经验，而且蕴含着中华民族优秀的思想文化，凝聚着中华民族的聪明智慧，是祖先留给我们的宝贵物质财富和精神财富。加强对中医药古籍的保护与利用，既是中医学发展的需要，也是传承中华文化的迫切要求，更是历史赋予我们的责任。

2010 年，国家中医药管理局启动了中医药古籍保护与利用能力建设项目。这既是传承中医药的重要工程，也是弘扬优秀民族文化的重要举措，不仅能够全面推进中医药的有效继承和创新发展，为维护人民健康作出贡献，也能够彰显中华民族的璀璨文化，为实现中华民族伟大复兴的中国梦作出贡献。

相信这项工作一定能造福当今，嘉惠后世，福泽绵长。

国家卫生和计划生育委员会副主任

国家中医药管理局局长

中华中医药学会会长

王国强

二〇一四年十二月

马序

新中国成立以来，党和国家高度重视中医药事业发展，重视古籍的保护、整理和研究工作。自1958年始，国务院先后成立了三届古籍整理出版规划小组，分别由齐燕铭、李一氓、匡亚明担任组长，主持制定了《整理和出版古籍十年规划（1962—1972）》《古籍整理出版规划（1982—1990）》《中国古籍整理出版十年规划和“八五”计划（1991—2000）》等，而第三次规划中医药古籍整理即纳入其中。1982年9月，卫生部下发《1982—1990年中医古籍整理出版规划》，1983年1月，中医古籍整理出版办公室正式成立，保证了中医古籍整理出版规划的实施。2002年2月，《国家古籍整理出版“十五”（2001—2005）重点规划》经新闻出版署和全国古籍整理出版规划领导小组批准，颁布实施。其后，又陆续制定了国家古籍整理出版“十一五”和“十二五”重点规划。国家财政多次立项支持中国中医科学院开展针对性中医药古籍抢救保护工作，文化部在中国中医科学院图书馆专门设立全国唯一的行业古籍保护中心，国家先后投入中医药古籍保护专项经费超过3000万元，影印抢救濒危珍、善、孤本中医古籍1640余种，开展了海外中医古籍目录调研和孤本回归工作。2010年，国家财政部、国家中医药管理局安排国家公共卫生专项资金，设立了“中医药古籍保护与利用能力建设项目”，这是继1982～1986年第一批、第二批重要中医药古籍整理之后的又一次大规模古籍整理工程，重点整理新中国成立后未曾出版的重要古籍，目标是形成并普及规范的通行本、传世本。

为保证项目的顺利实施，项目组特别成立了专家组，承担咨询和技术指导，以及古籍出版之前的审定工作。专家组中的许多成员虽逾古稀之年，但老骥伏枥，孜孜不倦，不仅对项目进行宏观指导和质量把关，更重要的是通过古籍整理，以老带新，言传身教，培养一批中医药古籍整理研究的后备人才，促进了中医药古籍保护和研究机构建设，全面提升了我国中医药古籍保护与利用能力。

作为项目组顾问之一，我深感中医药古籍保护、抢救与整理工作的重要性和紧迫性，也深知传承中医药古籍整理经验任重而道远。令人欣慰的是，在项目实施过程中，我看到了老中青三代的紧密衔接，看到了大家的坚持和努力，看到了年轻一代的成长。相信中医药古籍整理工作的将来会越来越好，中医药学的发展会越来越好。

欣喜之余，以是为序。

中国中医科学院研究员

马继兴

二〇一四年十二月

校注说明

《赖氏脉案》，二卷，医案著作，清代赖元福著。

赖元福（1849—1909），字嵩兰，居青浦珠里镇（今上海青浦朱家角镇）。据《青浦县续志》记载，赖氏精通脉理，能起沉疴，为当地名医。时同里陈莲舫（秉钧）医名显著，多次应召入京，而赖元福与其齐名，人称“陈、赖”。著有《赖氏脉案》，又名《碧云精舍医案》。《赖氏脉案》共分上、下两卷。上卷载医案 90 则，下卷载医案 113 则。所录医案均系赖氏平素应诊脉案纪实，以内科为主，兼及妇科、儿科、皮肤科等。每案均记录患者脉症、立法、处方，用药剂量齐全。有较高临床参考价值。

《赖氏脉案》现存上海中医药大学图书馆藏光绪三十二年（1906）巢氏剩馥居抄本，上下 2 册，保存完整，一页 8 行。该抄本上卷收载医案 158 则，下卷收 118 则（含复诊病案）。另外，上海图书馆藏有《赖氏嵩兰医案》抄本，共 4 册。第一册未分门，第二册分为 15 门，第三册分为 26 门，第四册分为 10 门。但该抄本品相欠佳，处方中药物未标明剂量。故本次整理以剩馥居抄本为底本，以上海图书馆藏抄本为校本。具体校注方法如下：

1. 采用简体横排形式，对原文加以标点。

2. 凡底本中因写刻致误的明显错别字，予以径改，不出校。

3. 底本中的异体字、俗字及古字，予以径改，不出校。

4. 底本中药名字形不规范者，以规范名称律齐。

5. 对原文中个别冷僻字词加以注音和解释。

6. 原书无序号、无病证名，为方便读者学习，今依据正文内容补序号与病证名，并提取目录。将二诊、三诊、四诊等并入初诊。

7. 底本正文前原有《青浦县续志》及沃丘仲子《近代名人小传·艺术》所载有关赖元福的内容，以及《巢念修志》，并附赖氏手书门诊方案一则，上盖“珠街阁赖”，右下有“念修游目”钤记。今一并作为“附录”，置于书末。

目录

下卷

附录

上　卷

一、腹痛下痢

周左[①]　脘痛胀满，愈发愈甚，已经年余，腹痛下痢，里急不爽，姑以和中调气为法。

川楝肉三钱　延胡索一钱五分　制香附三钱　淡吴萸四分　制半夏一钱五分　新会皮[②]一钱五分　沉香片四分　焦白芍三钱　子芩炭三钱

加煨木香五分，后入，砂仁壳六分。

脘痛胀满、腹痛便泄较前均减，按脉沉细。此由肝脾未协，运行失司所致，再以和中理气为法。

炒於术一钱五分　淡吴萸四分　煨益智二钱　制香附三钱　新会皮一钱五分　制半夏一钱五分　焦枳壳一钱五分　川楝肉三钱　元胡索一钱五分

加白蔻仁四分，后入，鲜佛手一钱五分。

二、腹膨脘胀

张右[③]　腹膨脘胀，结痞攻痛，里热形瘦，肝脾不和，

---

① 左：指女性。

② 新会皮：指产于广东新会的陈皮。

③ 右：指男性。

恐延童怯①，须善理之。

焦冬术一钱五分　茯苓皮四钱　新会皮一钱五分　法半夏一钱五分　淡吴萸四分　煨益智一钱五分　制香附三钱　沉香屑四分　焦枳壳一钱五分

加广木香后入，四分，砂仁壳四分。

腹满脘胀、结痞攻痛较前皆松，里热亦淡，按脉沉细。肝脾未协，再拟疏和。

炒於术钱半　云茯苓三钱　扁豆皮炒，三钱　新会皮钱半　法半夏钱半　制香附打，三钱　淡吴萸四分　煨益智钱半　香橼皮二钱

加砂仁壳四分，官桂四分。

三、舌裂疳腐

陆左　寒热面浮已退，咳呛便泄并减，口舌碎裂疳腐，按脉沉细而数。再当和中保肺、降气化痰为法。

生於术一钱五分　云茯苓三钱　扁豆皮炒，三钱　粉橘络一钱五分　带皮杏仁三钱　真川贝一钱五分　焦白芍三钱　御米壳②炒，三钱　诃子皮炒，二钱

① 童怯：病证名。崔秉铣《妇科宗主》："闺女十五六岁，月经行一二次或从来未行而经闭者，人渐渐黄瘦，内骨蒸热，咳嗽或腹内有块时疼，名曰童子怯。"

② 御米壳：罂粟壳。具有涩肠止泻、敛肺止咳、止痛之功。

加凤凰衣[①]一钱，淡竹叶一钱五分。

四、产后咳呛纳呆

陆右　产后咳呛气逆，脘满嘈杂，纳呆，形寒身热，按脉沉细。此由营虚卫薄，肺气上逆所致，恐延蓐劳，慎之。

北沙参米炒，三钱　杜苏子三钱　软白薇一钱五分　粉前胡一钱五分　新会皮一钱五分　白杏仁三钱　真川贝一钱五分　白茯苓四钱　炙甘草三分

加榧子肉[②]七粒，淮麦四钱。

五、发热足肿

王左　两足酸痛，至晚欲肿，里热骨蒸，咳呛痰薄，先宜和中理肺为治。

南沙参三钱　川石斛三钱　云茯苓三钱　新会皮一钱五分　法半夏一钱五分　枳壳一钱五分　杏仁三钱　川贝一钱五分　通草四分

加炒竹茹一钱五分，钩藤后入，三钱。

六、寒热脘满

王右　寒热复作，脘满纳呆，面浮足肿，背脊酸痛，

① 凤凰衣：小鸡从蛋中孵出后留下的白膜。入肺经，具有养阴、清肺之功。

② 榧子肉：为红豆杉科植物榧的种子。性味甘、平，具有杀虫、消积、润燥之功。

姑以和中渗湿为法。

川石斛三钱　茯苓皮四钱　扁豆皮炒，三钱　新会皮一钱五分　法半夏一钱五分　制朴花一钱　香橼皮一钱五分　大腹皮三钱　制香附三钱

加砂仁壳五分，官桂四分。

七、脘痛胀满

陶左　脘痛胀满，泛恶纳呆，面浮足肿，姑以疏和。

川楝子三钱　元胡索二钱　淡吴萸四分　制香附打，三钱　新会皮一钱五分　制半夏一钱五分　炒枳壳一钱五分　沉香片四分　绿萼梅八分

加白蔻仁后入，四分，官桂四分。

脘痛、呕恶、结痞皆松，面浮渐退；足肿里热，按脉沉弦。此由肝脾未协，运行失职所致，再以疏和为治。

川石斛三钱　辰茯神四钱　新会皮一钱五分　法半夏一钱五分　淡吴萸四分　沉香曲二钱　广木香四分　茯苓皮四钱　香橼皮二钱

加白蔻仁后入，四分，官桂六分。

八、脘腹胀痛

金左　脘腹胀满，攻痛脉弦，形寒里热，姑以疏中理气为法。

川楝肉三钱　元胡索二钱　制香附打，三钱　制半夏一钱五

分　淡吴萸四分　新会皮一钱五分　沉香片四分　广木香四分　焦蒌皮三钱

加白蔻仁后入，四分，官桂四分。

脘痛胀满、寒热并除，便艰不爽，再当和脾健胃为法。

川石斛三钱　白茯苓三钱　新会皮一钱五分　法半夏一钱五分　制香附打，三钱　绿萼梅八分　沉香屑四分　川郁金一钱　广木香四分

加砂仁壳四分，玫瑰花三朵。

九、腹痛便结

杨右　脘痛胀满，气攻作痛，便结不通，按脉沉弦。此由肝脾失统，营液暗耗，无以润泽所致，姑以和中通腑为治。

金石斛三钱　辰茯神四钱　扁豆皮炒，三钱　火麻仁打，四钱　柏子仁三钱　郁李仁打，三钱　光杏仁三钱　单桃仁打，三钱　枸橘李二钱

加路路通三枚，爆竹叶一钱五分。

肠痹欲解不通，脘腹胀满，气攻尤甚。此由湿温阻气，气郁化火，营液暗耗，幽门枯涸，姑以和阴润燥以代通幽。

酒炒生地四钱　泡淡苁蓉三钱　油当归身三钱　原红花六分　单桃仁打，三钱　火麻仁打，三钱　郁李仁打，三钱　瓜蒌

仁打三钱　白杏仁三钱　元明粉三钱，合打

加秋梨皮五钱，路路通三枚。

一〇、湿邪蕴热

张左　灼热无汗，脘闷纳呆，便泄溲黄，湿邪蕴热，内干肺胃，咳呛脉数，姑以清解。

香青蒿一钱五分　广藿香一钱五分　软白薇一钱五分　粉前胡一钱五分　新会皮一钱五分　仙半夏一钱五分　真川贝一钱五分　甜杏仁三钱，带皮　方通草四分

加荷梗尺许，钩藤三钱，后入。

一一、痛经下痢

张右　月事不调，临行腹痛，腰酸带下，近兼下痢，澼澼不爽，姑以和中分利为法。

香连丸六分　子芩炭一钱五分　焦白芍三钱　制香附三钱　焦山楂三钱　带皮苓三钱　范志曲三钱　制朴花一钱　台乌药三钱

加北艾炭六分，焙荷蒂五枚。

一二、腹胀便溏

陈左　腹满作胀渐松，惟便溏溺赤，再以和脾理气为法。

炒於术一钱五分　扁豆皮炒三钱　茯苓皮四钱　新会皮一钱

五分　大腹皮三钱　焦蒌皮三钱　制香附三钱　焦白芍三钱　炒车前三钱

加砂仁壳四分，焙荷蒂三枚。

腹满颇松，脘胀亦减，脉来沉细，再以和脾化湿为法。

焦於术一钱五分　云茯苓四钱　扁豆皮炒，三钱　新会皮一钱五分　焦枳壳一钱五分　制香附三钱　粉猪苓二钱　炒泽泻三钱　炒车前三钱

加白蔻仁后入，四分，广木香四分。

一三、肠风便溏

杨左　肠风便溏并减，眩晕头痛渐定，按脉沉弦，再以柔肝熄风为法。

炒於术一钱五分　香附炭三钱　焦白芍三钱　焦地榆三钱　炒槐米三钱　焦赤曲三钱　椿根皮三钱　地菊炭二钱　辰茯神三钱

加荷边二角，侧柏炭三钱。

一四、腹痛腹泻

杨右　脘满纳呆，腹痛泄泻，久而不已，姑以疏和为法。

炒於术一钱五分　云茯苓三钱　扁豆皮三钱　新会皮一钱五分　制香附三钱　焦赤曲三钱　御米壳三钱　诃子皮二钱　炮姜炭四分

加煨木香后人，四分，石莲肉四钱。

一五、肿胀气逆

顾左　肿胀颇退，气逆渐平，按脉沉细，姑以疏降。

炙桑皮三钱　茯苓皮三钱　新会皮一钱五分　大腹皮三钱　香橼皮二钱　焦枳壳一钱五分　杜苏子三钱　甜葶苈三钱　冬瓜子三钱

加砂仁壳四分，官桂六分。

腹满脘胀、结痞皆松，里热溺黄。湿邪阻气，再以疏和。

焦冬术一钱五分　茯苓皮三钱　新会皮一钱五分　制香附三钱　煨益智二钱　淡吴萸四分　川石斛三钱　东白芍三钱　炙甘草三分

加淡竹叶一钱五分，七香饼①二钱。

一六、脘胀腹痞

蒋右　脘胀已松，胞脬渐收，按脉沉数。肝脾未协，再拟疏和。

生於术一钱五分　云茯苓三钱　炙甘草三分　炒柴胡四分　炒当归三钱　焦白芍三钱　制香附三钱　香橼皮二钱　新会皮一钱五分

---

① 七香饼：出《临证指南医案》。组成：香附、丁香皮、甘松、益智仁、砂仁、蓬术、广皮。功能：醒脾化湿。

加白蔻仁四分，后入，乌贼骨四钱。

胞孵已收，脘胀亦松，少腹结痞，再和肝脾。

炒於术一钱五分　辰茯神三钱　炙甘草三分　炒柴胡六分　炒当归三钱　焦白芍三钱　制香附三钱，打　广木香四分　台乌药三钱

加玫瑰花三朵，鲜佛手一钱五分。

一七、咳逆吐红

沙左　失音、吐红、胁痛皆止，咳呛气逆减而未除，再以和胃理肺为治。

北沙参米炒，三钱　川石斛三钱　云茯苓三钱　新会皮一钱五分　法半夏一钱五分　甜杏仁打，三钱　真川贝一钱五分　杜苏子三钱　海浮石四钱

加银杏肉，炒竹茹。

吐红、胁痛并愈，气逆、失音亦清，咳呛痰黏，再以清降。

北沙参米炒，三钱　炙桑皮三钱　云茯苓四钱　新会皮一钱五分　甜杏仁三钱　真川贝一钱五分　冬瓜子三钱　肥知母三钱　广郁金一钱

加凤凰衣一钱，银杏肉打，三钱。

一八、咳逆吐红

陈左　咳呛气逆、吐红屡发，里热形瘦，按脉沉数。

此由肝肺络伤，络血上溢所致，姑以和中理气为法。

旋覆花包，一钱五分　煅代赭四钱　杜苏子三钱　白杏仁三钱　真川贝一钱五分　茜草根炒，三钱　淮膝炭三钱　川郁金一钱　辰茯神三钱

加藕节炭四钱，银杏肉三钱。

吐红得止，咳逆渐平，里热形瘦，按脉沉数。虚火燥金，肺失清肃，再以和中保肺为法。

北沙参三钱　炙桑皮三钱　云茯苓四钱　新会皮一钱五分　仙半夏一钱五分　甜杏仁三钱

真川贝一钱五分　款冬花一钱五分　冬瓜子三钱

加银杏肉三钱，凤凰衣八分。

一九、腹满便溏

鲍左　腹满结痞，形瘦肉削，里热骨蒸，便溏溺少。症属沉疴，难以调复。

生於术一钱五分　茯苓皮四钱　扁豆皮炒，三钱　新会皮一钱五分　法半夏一钱五分　制香附三钱　焦白芍三钱　全瓜蒌三钱　大腹皮三钱

加煨木香后入，四分，官桂四分。

劳倦伤气，脘满纳呆，腹痛下痢，姑以疏和。

炒於术一钱五分　白茯苓三钱　新会皮一钱五分　制香附三钱　霞天曲[1]炒，一钱五分　焦枳壳一钱五分　大腹皮三钱　广藿

① 霞天曲：霞天膏。用黄牛肉煎汁炼膏，和半夏末为曲，名霞天曲。功用为健脾益胃、化痰蠲饮。主治沉疴痼痰。

香一钱五分　香青蒿一钱五分

加煨木香后入，四分，砂仁壳四分。

二〇、寒热脘痞

杨左　寒热往来，时甚时轻，久而不已，兼之梅核格吐咽不舒，结痞攻痛，脘胀脉弦，姑以和中祛邪为法。

川桂枝四分　东白芍三钱　炙甘草三分　新会皮一钱五分　制半夏一钱五分　白杏仁三钱　真川贝一钱五分　辰茯神四钱　川郁金一钱

加砂仁壳四分，七香饼二钱。

前拟和中理肺之法，服之诸恙向安，按脉沉细，再拟和脾调中为法。

嫩西芪三钱　防风根一钱五分，同炒　炒於术一钱五分　辰茯神四钱　新会皮一钱五分　法半夏一钱五分　炒枳壳一钱五分　焦白芍三钱　炙甘草三分

加砂仁壳四分，淮小麦三钱。

二一、咳呛吐红

俞左　气屏络伤，咳呛痰沫，时欲气急，吐红屡发，胃纳呆钝，里热溺赤，按脉沉细，姑以和中降气为治。

南沙参三钱　旋覆花包，一钱五分　煅代赭石四钱　杜苏子三钱　新绛屑六分　怀膝炭二钱　茜草根炒，三钱　真川贝一钱五分　白杏仁三钱

加银杏肉三钱，藕节炭四钱。

咳呛气逆、胁痛均减，失血现止，再以疏降。

炒潞党二钱　杜苏子三钱　肥石蚕[1]一钱五分　新会皮一钱五分　白杏仁三钱　真川贝一钱五分　款冬花一钱五分　云茯苓四钱　冬瓜子三钱

加广木香六分，银杏肉三钱。

寒热脘满、头疼眩晕较前均减，神疲肢软。湿邪未楚，再以疏和。

炒潞党一钱五分　带叶苏梗一钱五分　粉前胡一钱五分　新会皮一钱五分　法半夏一钱五分　焦枳壳一钱五分　制小朴八分　大腹皮三钱　朱滑石四钱

加砂仁壳四分，荷叶一角。

二二、咳逆吐红

庄右　咳呛气逆，月事先期，甚则逆行，呕恶吐红，按脉弦数。此由肝阳上逆，肺失下降所致，姑以疏中降气为法。

杜苏子三钱　炙桑皮三钱　地骨皮三钱　肥知母三钱　白杏仁三钱　真川贝一钱五分　茜草根炒，三钱　怀膝炭三钱　白石英煅，三钱

加凤凰衣一钱，藕节炭四钱。

---

① 石蚕：别称石上藕，甘、淡、微涩，具有凉润肺止咳、清热凉血之功。

吐红得止，咳呛气逆、呕恶均减，中脘隐痛时甚时轻，按脉沉弦。先宜疏肝和胃、理肺降气为治。

沉香片四分　金铃子三钱　元胡索二钱　制香附三钱　新会皮一钱五分　制半夏一钱五分　焦枳壳一钱五分　白杏仁四钱　真川贝一钱五分

加川郁金一钱，玫瑰花三朵。

咳呛气逆、吐红复发，按脉沉数。木火刑金，金肺失清肃，再以和中理肺为法。

南沙参三钱　桑白皮二钱　白杏仁三钱　真川贝一钱五分　海浮石三钱　肥知母三钱　生蛤壳四钱　生米仁四钱　粉甘草三分

加活芦根一两，参三七六分。

二三、咳喘痰黏

徐左　咳呛喘逆较前稍愈，痰黏不爽，按脉沉细，手振肢软。再以和中理肺为法。

炒潞党一钱五分　生於术一钱五分　云茯苓四钱　新会皮一钱五分　法半夏一钱五分　杜苏子三钱　白杏仁三钱　真川贝一钱五分　冬瓜子三钱

加银杏肉三钱，凤凰衣八分。

寒热得止，脘满亦松，肩髃酸痛，渐能伸屈，惟咳呛痰黏。再以和中理肺为法。

南沙参三钱　杜苏子三钱　粉前胡一钱五分　新会皮一钱五

分　白杏仁三钱　真川贝一钱五分　白茯苓四钱　款冬花一钱五分　川郁金一钱

加丝瓜络三寸，银杏肉三钱。

诸恙渐安，惟咳呛未除，按脉沉细，再以和中理肺。

北沙参三钱　桑白皮二钱　云茯苓三钱　新会皮一钱五分　甜杏仁三钱　真川贝一钱五分　川郁金一钱五分　嫩钩藤三钱　方通草三分

加丝瓜络三寸，嫩桑梗四钱，酒炒。

诸恙均安，惟咳呛气机未舒，按脉沉数，再以和中降气为治。

炒潞党一钱五分　杜苏子三钱　云茯苓三钱　新会皮一钱五分　甜杏仁三钱　真川贝一钱五分　海浮石三钱　款冬花一钱五分　粉前胡二钱

加钩藤后入，三钱，白果肉三钱。

二四、咳呛下痢

朱左　病久原虚，咳呛痰沫，近兼腹痛，下痢色红，里急不爽，里热纳呆，姑以和中保肺为法。

北沙参三钱，米炒　生於术一钱五分　云茯苓四钱　新会皮一钱五分　制香附三钱　子芩炭一钱五分　焦白芍三钱　炒车前三钱　炙甘草三分

加煨木香后入，四分，银杏肉三钱。

阴疟以来腹膨作痛，下痢不爽，疟母攻动，姑以和中

理气为法。

炒於术一钱五分　淡吴萸四分　煨益智二钱　新会皮一钱五分　制半夏一钱五分　制香附三钱　焦枳壳一钱五分　广木香四分　大腹皮三钱

加南楂炭三钱，白蔻仁四分，后入。

二五、脘胀结痞

吴右　左边结痞，时欲攻动痛，胸脘䐜胀，胃纳呆钝，泛恶频频，按脉弦数，肝脾不和所致，姑以疏中理气为法。

焦冬术一钱五分　淡吴萸四分　煨益智一钱五分　制香附三钱　新会皮一钱五分　制半夏一钱五分　广木香四分　乌拉草八分　川郁金一钱

加七香饼二钱，炒竹茹二钱。

脘胀、结痞皆松，里热形黄，脉数，月事不转，治宜兼顾。

川楝肉三钱　元胡索一钱五分　制香附三钱　炒当归三钱　焦白芍三钱　白川芎一钱五分　南楂炭三钱　广木香四分　新会皮一钱五分

加砂仁壳四分，鲜佛手一钱五分。

二六、咳呛痰沫

杨右　咳呛经久，呕恶痰沫，月事不转，迄今五月，姑以和中理肺为治。

南沙参三钱　炙桑皮三钱　云茯神四钱　新会皮一钱五分　白杏仁三钱　真川贝一钱五分　炒枳壳一钱五分　方通草四分　粉前胡一钱五分

加炒竹茹一钱五分，鲜佛手一钱五分。

脉数经停，呕恶咳呛、心悸均减，再以和中理肺为治。

北沙参三钱，米炒　川石斛三钱　白茯神辰炒①，拌，三钱　新会皮一钱五分　炙远志一钱五分　柏子仁三钱　光杏仁三钱　炒白术一钱五分　炒子芩一钱五分

加淡竹叶一钱五分，辰灯心五扎。

二七、咳逆喑哑

丁左　咳呛气逆，喑哑胁痛，左胁结痞，按脉沉弦。此由劳倦伤气，肺气上逆所致，姑以和中降气为法。

嫩西芪炒，二钱　防风梗一钱五分，同炒　生白术一钱五分　云茯苓四钱　新会皮一钱五分　甜杏仁三钱　川贝母一钱五分　冬瓜子三钱　款冬花一钱五分

加凤凰衣一钱，净蝉衣一钱五分。

咳逆、胁痛、音哑并愈，盗汗亦止，惟脘胀未舒，纳呆脉弦，再以和中健胃为法。

---

① 辰炒：用辰砂拌炒。

炒於术一钱五分　云茯苓四钱　新会皮一钱五分　仙半夏一钱五分　白杏仁三钱　川贝母一钱五分　炒枳壳一钱五分　全瓜蒌四钱　炒谷芽四钱

加砂仁壳四分，玫瑰花三朵。

二八、肾不纳气

宋左　咳呛喘逆，嗳气纳呆。此由中气内亏，肺气失降，肾气上浮所致，姑以和中纳气为法。

炒潞党一钱五分　真坎炁酒洗，一钱　菟丝饼三钱　沙苑子三钱　怀牛膝炒，三钱　白茯苓四钱　新会皮一钱五分　冬瓜子三钱　真川贝一钱五分

加带皮杏仁三钱，凤凰衣一钱。

咳呛喘逆、嗳气均减，按脉沉细，形瘦畏寒。中气尚亏，脾不输津，摄纳无权所致，再以培中摄纳。

炒潞党二钱　真坎炁酒洗，一钱　白石英煅，三钱　沙苑子三钱　菟丝饼三钱　怀牛膝炒，三钱　云茯苓四钱　新会皮一钱五分　真川贝一钱五分

加凤凰衣一钱，银杏肉三钱。

二九、咳逆胁痛

杨左　咳呛气逆、胁痛均减，泛恶亦止，按脉沉数，再以清金制木为法。

北沙参米炒，三钱　川石斛三钱　云茯苓四钱　新会皮一钱

五分　法半夏一钱五分　白杏仁三钱　川贝母一钱五分　海浮石四钱　粉甘草三分

加凤凰衣一钱，炒竹茹一钱五分。

三〇、疟母攻痛

杨左　疟母攻痛，脘腹胀满愈发愈甚，按脉沉弦。当从肝脾疏和，否则恐成单腹，慎之。

焦冬术一钱五分　焦枳实一钱五分　法半夏一钱五分　新会皮一钱五分　炒小朴[1]一钱　花槟榔一钱五分　广木香四分　香橼皮二钱　大腹皮三钱

加白蔻仁后入，四分，官桂四分。

三一、咳逆吐红

张左　咳呛气逆，吐红复发，按脉沉弦。此由肝阳上逆，肺失下降所致，姑以和中降气为法。

杜苏子三钱　紫降香五分　茜草根三钱，炒　怀膝炭三钱　白杏仁三钱　川贝母一钱五分　川郁金一钱　辰茯神四钱　墨旱莲三钱

加藕节炭四钱，参三七六分。

咳呛气逆、吐红复发，按脉沉细。此由肝阳上逆，肺失清肃，姑以降气化瘀为治。

---

① 小朴：厚朴。

南沙参三钱　杜苏子三钱　茜草根三钱　怀膝炭三钱　川郁金一钱　白杏仁三钱　真川贝一钱五分　辰茯神三钱　生白芍三钱

加辰灯心五扎，参三七四分。

四肢酸痛，逢骱[1]尤甚，已经三月有余，姑以渗湿通络为法。

补骨脂三钱，盐水炒　炒杜仲三钱　炒川断二钱　怀牛膝炒，二钱　秦艽肉一钱五分　宣木瓜二钱　乌不宿[2]三钱　原红花六分　全当归三钱

加络石藤三钱，梧桐梗四钱，湿炒。

症情颇逸，咳呛喘逆较前颇减，按脉沉细，再以和中理肺、降气化痰为法。

炒潞党一钱五分　杜苏子三钱　新会皮一钱五分　白杏仁三钱　真川贝一钱五分　白茯苓四钱　冬瓜子三钱　款冬花一钱五分　白石英煅，三钱

加凤凰衣一钱，银杏肉三钱。

三二、咳喘腹痛

陈左　气喘得平，少腹隐痛较前颇痊，按脉沉弦，再以疏肝通气为治。

---

① 骱（jiè 介）：骨节与骨节衔接的地方。

② 乌不宿：为五加科植物刺楸或楤木的茎枝，有追风、行血、定痛的功效。

川楝子三钱　元胡索一钱五分　淡吴萸四分　广木香四分　制香附三钱　新会皮一钱五分　沉香片四分　川郁金一钱　制朴花八分

加白蔻仁后入，四分，鲜佛手一钱五分。

诸恙均安，惟咳呛、少腹隐痛减而未已，按脉沉数，再以和中理肺为法。

北沙参三钱，米炒　川石斛三钱　云茯苓三钱　新会皮一钱五分　仙半夏一钱五分　甜杏仁三钱　真川贝一钱五分　川郁金一钱　广木香四分

加玫瑰花三朵，八月札一钱五分。

三三、咳呛痰黏

祖左　环跳疽溃久不敛，又兼咳呛痰黏，气机不舒，按脉涩数。此由真阴内亏，虚火燥金所致，姑以和中理肺、养营通络为法。

炒潞党一钱五分　杜苏子三钱　新会皮一钱五分　甜杏仁三钱　真川贝一钱五分　云茯苓三钱　款冬花一钱五分　冬瓜子三钱　秦艽肉一钱五分

加丝瓜络三寸，凤凰衣八分。

咳呛气逆较前渐减，里热溺赤，按脉沉数。此由中气内亏，浊痰阻气，肺气上逆所致，再以和中降气为治。

炒潞党三钱　旋覆花包，一钱五分　煅代赭三钱　杜苏子三钱　新会皮一钱五分　云茯苓三钱　怀牛膝三钱　真川贝一钱五

分　甜杏仁三钱

加沉香屑四分，银杏肉三钱。

症情渐逸，咳逆亦平，里热胃呆，按脉沉数。此由中虚脾不输运，肺失清肃所致，再以和胃理肺为法。

北沙参三钱，米炒　川石斛三钱　云茯苓三钱　新会皮一钱五分　仙半夏一钱五分　甜杏仁三钱　真川贝一钱五分　炒谷芽三钱　火麻仁四钱，打

加鲜佛手一钱五分，川郁金一钱。

三四、咳逆便泄

沈右　咳呛痰沫、气逆呕恶、腹痛便泄较前均减，里热形瘦，月事不转，按脉沉数，姑以和卫理肺为法。

真西芪[①]三钱　防风梗一钱五分　炒白术一钱五分　扁豆皮三钱　新会皮一钱五分　甜杏仁三钱　真川贝一钱五分　款冬花一钱五分　云茯苓三钱

加银杏肉三钱，淮小麦三钱。

腹痛泄泻、呕恶皆止，咳呛痰黏，里热盗汗，月事不转，再以和中保肺为法。

真西芪三钱　防风梗一钱五分，同炒　炒白术一钱五分　云茯苓三钱　新会皮一钱五分　仙半夏一钱五分　甜杏仁三钱　真川贝一钱五分　款冬花一钱五分

---

① 芪：原作“莲”，据文义改。

加银杏肉三钱，鲜佛手一钱五分。

三五、脘胀便溏

查左　阴疟以来，脘胀腹膨，便溏溺赤，咳呛气急，右手酸痛，举动不舒，姑以疏中通络为法。

嫩西芪三钱　防风梗一钱五分　炒白术一钱五分　云茯苓四钱　新会皮一钱五分　仙半夏一钱五分　焦白芍三钱　制香附三钱　扁豆皮炒，三钱

加煨木香后入，四分，砂仁壳四分。

脘胀腹膨、结痞皆松，咳呛气逆、盗汗亦减，便溏脉弦，再以和卫调中为法。

西绵芪三钱　防风梗一钱五分，同炒　生於术一钱五分　云茯苓四钱　新会皮一钱五分　法半夏一钱五分　炒枳壳一钱五分　沉香屑四分　广木香四分

加丝瓜络三寸，淮麦三钱。

三六、气喘痰黏

吴左　气喘有年，愈发愈密，痰黏不爽，按脉沉数。此由中虚挟湿，浊痰阻气，肺气失宣所致，姑以和降。

炒潞党一钱五分　旋覆花包，一钱五分　煅代赭四钱　杜苏子三钱　新会皮一钱五分　法半夏一钱五分　光杏仁三钱　川贝母一钱五分　云茯苓四钱

加沉香片四分，银杏肉三钱。

三七、阴疟脘胀

吴左　阴疟以来，疟母攻痛，脘胀胁痛，咳呛痰黏，按脉沉细。此由肝脾不和，虚火燥金所致，姑以和中理肺为法。

北沙参三钱，米炒　川石斛三钱　云茯苓四钱　杜苏子三钱　白杏仁三钱　真川贝一钱五分　新会皮一钱五分　沉香屑四分　全瓜蒌三钱

加砂仁壳四分，炒竹茹一钱五分。

阴疟截早，脘胀结痞，里热纳呆，形黄溲赤，按脉沉数。此由湿郁阻气，分清失司，姑以和中渗湿为法。

川石斛三钱　带皮苓三钱　粉猪苓三钱　炒泽泻三钱　新会皮一钱五分　法半夏一钱五分　焦枳壳一钱五分　大腹皮三钱　广木香四分

加砂仁壳四分，荷叶一角。

腹膨作胀，结痞攻痛，里热形瘦，便溏带红，按脉沉弦，姑以和中调营为法。

炒於术一钱五分　香附炭三钱　黑地榆三钱　炒槐米三钱　焦赤曲三钱　制半夏一钱五分　新会皮　椿根皮　卷柏炭

加煨木香后入，四分，红枣三枚。

三八、阴疟腹膨

何左　阴疟发病，腹膨作胀，气攻欲痛，溺赤形黄，

湿郁阻气，渐成疟臌，姑以疏和。

焦冬术一钱五分　淡吴萸四分　煨益智一钱五分　制半夏一钱五分　新会皮一钱五分　焦枳壳一钱五分　香橼皮二钱　大腹皮三钱　茯苓皮四钱

加沉香片四分，水姜皮二片。

脘胀腹膨、攻痛皆松，形黄渐退，按脉沉细。虚中挟湿，湿郁阻气，脾不输运，再以和中抑木为法。

炒於术一钱五分　茯苓皮炒，三钱　扁豆皮炒，三钱　新会皮一钱五分　香橼皮二钱　焦蒌皮三钱　炒枳壳一钱五分　淡吴萸四分　煨益智一钱五分

加白蔻仁四分，官桂四分。

三九、寒热往来

蒋左　寒热类疟，头疼脘闷，周身酸痛，姑以和解。

广藿一钱五分　青蒿一钱五分　兰草一钱五分　新会皮一钱五分　法半夏一钱五分　炒枳壳一钱五分　炒小朴一钱　带皮苓四钱　朱滑石四钱

加青木香五分，白蔻仁四分。

类疟头疼、骨楚并愈，脘满纳呆，再以和胃疏中为法。

川石斛三钱　白茯苓三钱　新会皮一钱五分　法半夏一钱五分　炒枳壳一钱五分　焦蒌皮三钱　沉香片四分　川郁金一钱　方通草四分

加鲜佛手一钱五分，荷梗尺许。

四〇、疟母肿胀

柳左　疟后失调，腹膨足肿，囊胀形黄，疟母攻动。姑以和脾渗湿、疏肝理气为法。

炒冬术一钱五分　淡吴萸四分　煨益智一钱五分　制香附三钱　新会皮一钱五分　制半夏一钱五分　制朴花一钱　炒枳壳一钱五分　广木香四分

加白蔻仁四分，官桂六分。

足肿囊胀稍瘪，惟疟母仍然攻动，脘腹膨胀，气机不舒，按脉沉濡，再以和中理气为法。

焦白术一钱五分　新会皮一钱五分　瓜蒌皮二钱　香橼皮二钱　枸橘李一钱五分　制香附三钱　焦枳壳一钱五分　冬瓜皮二钱　川郁金一钱

加阳春砂①四分，路路通三枚。

四一、疟后腹膨

戴左　疟后腹膨，按之如鼓，胀满纳呆，按脉沉弦，姑以和脾疏肝为治。

焦冬术一钱五分　淡吴萸四分　煨益智一钱五分　大腹皮三钱　制香附四钱　新会皮一钱五分　制半夏一钱五分　焦瓜蒌三

① 阳春砂：砂仁。

钱　焦枳壳一钱五分　茯苓皮一钱五分　香橼皮二钱　制朴花八分

加白蔻仁后入，四分，官桂四分。

腹满作胀，渐次下行，便结未通，溲溺短少，按脉沉数，湿郁阻气，气化不宣，再以疏中通腑为法。

生於术一钱五分　茯苓皮四钱　新会皮一钱五分　香橼皮二钱　焦蒌皮三钱　大腹皮三钱　火麻仁三钱　郁李仁三钱　白杏仁三钱

加沉香屑四分，广木香四分。

四二、脘满纳呆

任左　脱力伤气，气虚挟湿，以致脘满纳呆，神疲肢软，溺黄脉数，姑以疏中渗湿为法。

川石斛三钱　带皮苓二钱　粉猪苓二钱　炒泽泻三钱　新会皮一钱五分　法半夏一钱五分　炒米仁四钱　焦枳壳一钱五分　朱滑石四钱

加砂仁壳四分，荷梗尺许。

脘胀已松，胃纳渐醒，按脉沉细，再以疏和。

川石斛三钱　辰茯神三钱　新会皮一钱五分　法半夏一钱　焦枳壳一钱五分　大腹皮三钱　香橼皮　广木香　沉香屑

加白蔻仁四分，玫瑰花三朵。

四三、淋浊经久

金左　淋浊经久，溲溺不爽，按脉沉数。湿邪阻气，分清失司，姑以和中分利为法。

川石斛三钱　带皮苓三钱　粉猪苓三钱　炒泽泻三钱　新会皮一钱五分　川萆薢三钱　炒米仁三钱　方通草五分　甘草梢五分

加淡竹叶一钱五分，辰灯心五扎。

淋浊较前颇痊，溲溺屏痛亦松，按脉沉数。湿郁阻气，分清失职，再以和降渗湿为法。

细生地四钱　炒丹皮一钱五分　炒泽泻三钱　川萆薢三钱　益智仁三钱　怀山药三钱　赤茯苓三钱　川石斛三钱　朱滑石三钱

加石韦二钱，甘草梢五分。

四四、赤淋日久

沈右　赤淋滴点，不爽而痛，已经三月余，月事从此不转，按脉沉数。此由湿热伤阴，分清失司所致，姑以和阴清热为治。

细生地四钱　小蓟炭三钱　蒲黄炭三钱，包　黑山栀一钱五分　炒丹皮一钱五分　梗通草六分　朱滑石四钱　参三七六分　甘草梢五分

加藕节炭四钱，血余炭包，三钱。

赤淋屏痛较前已松，按脉沉细，再以和营清泄为法。

原地炭四钱　黑归身三钱　焦白芍三钱　白川芎一钱　炒阿胶一钱五分　北艾炭一钱　小蓟炭三钱　蒲黄炭三钱　甘草

梢五分

加藕节炭四钱，血余炭包，三钱。

四五、脘胀结痞

高左　劳伤肝脾，脘胀结痞，形瘦里热，纳呆脉弦，姑以和中理气为法。

焦冬术一钱五分　淡吴萸四分　煨木香一钱五分　新会皮一钱五分　制半夏一钱五分　焦枳壳一钱五分　大腹皮三钱　川石斛三钱　白茯苓三钱

加茅花包，一钱五分，参三七四分。

四六、咳逆痰沫

高左　咳呛气逆，痰沫不爽，形寒微热，已经有年，姑以疏降涤痰为法。

炒潞党一钱五分　旋覆花包，一钱五分　煅代赭四钱　杜苏子三钱　粉前胡一钱五分　新会皮一钱五分　白杏仁三钱　真川贝一钱五分　云茯苓四钱

加沉香屑四分，凤凰衣一钱。

四七、脘满气虚

梁左　劳倦伤气，气虚挟湿，湿邪阻遏中焦，脾不输运以致脘满䐜胀，能纳不运，姑以和中理气为法。

西绵芪三钱　防风梗一钱五分，同炒　炒白术一钱五分　云

茯苓四钱　新会皮一钱五分　霞天曲炒，一钱五分　炒枳壳一钱五分　益智仁一钱五分　大腹皮三钱

加砂仁末四分，后入，淮麦三钱。

四八、中搭手①

梁左　中搭手溃久不敛，脓水源源不已，骨节酸楚，姑以和营通络为法。

川石斛三钱　土贝母三钱　秦艽肉一钱五分　宣木瓜三钱　连翘壳三钱　云茯苓四钱　新会皮一钱五分　法半夏一钱五分　白杏仁三钱

加银杏肉三钱，野郁金一钱。

中搭手根盘肿痛颇退，脓水已爽，咳呛气急较前亦减，历节酸楚，再以柔养通络为法。

北沙参三钱　川石斛三钱　白茯苓三钱　新会皮一钱五分　法半夏一钱五分　光杏仁三钱　炒秦艽一钱五分　全当归三钱　粉甘草三分

加丝瓜络三寸，白果肉三钱。

四九、身热谵语

吴左　身热一候②，咳呛喘逆，痰黏胸膈，胁肋络痛，

① 中搭手：背中部膏肓穴部位之痈疽。出《外科证治准绳》卷四。又名龙疽、青龙疽。

② 一候：五日为一候。

按脉沉数，寤不安寐，寐则谵语，便结溺赤。姑以和中理肺、降气化痰为法。

淡豆豉三钱　焦山栀一钱五分　鲜金斛四钱　白杏仁三钱，打　真川贝一钱五分　新会皮一钱五分　杜苏子三钱　冬瓜子三钱　辰茯神四钱

加嫩钩藤四钱，后入，淡竹叶钱半。

壮热得解，神识渐清，咳呛气逆、胁痛均减，按脉沉数，谵语得除。再以和胃清热、理肺祛痰为法。

鲜金斛四钱　天花粉三钱　黑山栀钱半　白杏仁三钱，打　真川贝钱半　连翘心三钱　元参心三钱　辰茯神四钱　朱滑石四钱

加淡竹叶二钱，辰灯心五扎。

五○、流注溃脓

查左　流注旋溃旋起，脓水甚多，伸屈不舒，难以举动，按脉沉数。此由湿热留络，络气痹阻，姑以养正通络为法。

炒潞党三钱　炒冬术钱半　云茯苓四钱　新会皮钱半　全当归三钱，酒炒　秦艽肉酒炒，钱半　连翘壳三钱　炒丹皮钱半　甘草节四分

加酒炒桑梗四钱，丝瓜络三寸。

流注肿痛渐退，举动伸屈稍愈，按脉沉细而数。营虚湿滞，络脉失宣，姑以和营通络为法。

生於术钱半　云茯苓四钱　全当归三钱　秦艽肉钱半，炒　宣木瓜二钱　五加皮四钱　海桐皮三钱　桑寄生三钱　粉甘草四分

加丝瓜络三寸，嫩桑梗四钱，酒炒。

据述流注肿痛虽退，脓水亦少，良由疮久原虚，营阴暗耗，络脉失养所致，再以养正通络为法。

炒潞党钱半　炒於术钱半　云茯苓三钱　全当归三钱　东白芍三钱　秦艽肉钱半　宣木瓜二钱　炒泽泻三钱　益元散四钱，包

加丝瓜络三寸，野郁金钱半。

五一、伏饮呕逆

俞左　中气困顿，脾不输运，水谷之湿蓄而为饮，饮者阴也，水与气也，姑以仲景法，辛以通之。

生於术钱半　茯苓皮四钱　川桂枝四钱　淡干姜四分　新会皮钱半　制半夏钱半　淡吴萸四分　毕澄茄八分　煨益智钱半

加七香饼钱半，荜拔八分。

伏饮渐消，呕逆得止，左胁隐痛，舌苔滑白。湿邪留恋，脾不运行，再以和脾渗湿为治。

生於术钱半　茯苓皮四钱　制半夏钱半　新会皮钱半　制小朴八分　焦枳壳钱半　淡吴萸四分　益智仁钱半，煨　香橼皮二钱

加白蔻仁四分，后入，佛手钱半。

五二、淋　浊

沛左　前拟和中分利之法，服后便泄如水，积垢积湿得以下趋，此佳兆也。惟淋浊未已，按脉濡细，再以和胃调中为法。

生於术钱半　茯苓皮四钱　扁豆皮三钱，炒　新会皮钱半　香橼皮钱半　大腹皮三钱　炒泽泻三钱　沙蒺藜三钱　金樱子三钱

加煅牡蛎四钱，砂仁壳四分。

五三、股阴毒

沛左　股阴毒，漫肿坚硬，腹满䐜胀，寒热交作，按脉沉弦。此由湿邪挟食，阻郁中焦，姑以疏化。

川羌活一钱　煨葛根钱半　川牛膝三钱　秦艽肉钱半　宣木瓜二钱　五加皮钱半　川石斛三钱　火麻仁四钱　光杏仁三钱，打

加丝瓜络三寸，青木香一钱。

股阴毒，肿痛坚硬皆松，寒热渐除，按脉沉数，再拟疏化通络，以冀缓缓消退为幸。

金石斛三钱　天花粉三钱　黑山栀钱半　炒丹皮二钱　秦艽肉钱半　宣木瓜二钱　连翘壳三钱　朱滑石四钱　粉甘草三分

加荷叶一角，鲜佛手钱半。

五四、脐痈溃脓

倪右　脐痈溃久，脓水源源，根盘坚硬，月事不调，腰酸眩晕。此由病后失调，湿邪阻气所致，姑以和中渗湿、养营通络为治。

炒丹参三钱　全当归三钱　制香附三钱　新会皮钱半　茯苓皮四钱　冬瓜皮三钱　炒枳壳钱半　炒杜仲三钱　炒川断二钱

加丝瓜络三寸，金线重楼二钱。

脐痈通肠，时流粪水，四围肿痛，坚硬颇退，眩晕、腰酸、带下均减，再以养正通络为法。

炒潞党钱半　炒白术钱半　云茯苓四钱　炒生地四钱　炒当归三钱　焦白芍三钱　炒杜仲三钱　炒川断二钱　炙甘草三分

加乌贼骨四钱，炙，四制香附三钱，打。

五五、腹痛带下

张①右　月事不调，腹痛腰酸，带下如注，眩晕头疼，按脉沉弦。此由肝脾失统，营虚气滞为患也，姑以疏和。

金铃子三钱　元胡索二钱　制香附三钱，打　全当归三钱　焦白芍三钱　白川芎钱半　炒川断二钱　炒杜仲三钱　广木香四分

① 张：原作“倪”，据文义改。

加金毛脊四钱，去毛，乌贼骨四钱，炙。

腹痛腰酸、带下皆松，月水色紫，营虚气滞，再以疏和。

金铃肉三钱　元胡索二钱　制香附三钱　炒当归三钱　炒白芍三钱　白川芎钱半　炒杜仲三钱，炒　炒川断二钱　炙甘草三分

加北艾绒炒，六分，玫瑰花三朵。

症情渐安，按脉沉涩，营虚气滞，肝脾失统，冲任暗损，再以和中调营为法。

炒丹参三钱　炒当归三钱　炒白芍三钱　白川芎钱半　炒杜仲三钱　炒川断二钱　制香附三钱　台乌药三钱　炙甘草三分

加广木香四分，北艾炭六分。

症情颇逸，惟月事衍期，腹先作痛，可知肝脾未协，营虚气痹所致，再以和中调气为治。

炒丹参三钱　炒香附打，三钱　炒当归三钱　焦白芍三钱　炒杜仲三钱　金毛脊四钱　川楝肉三钱　元胡索二钱　炙甘草三分

加北艾炭六分，乌贼骨炙，四钱。

月事按期而至，腹痛腰酸、带下均减，按脉沉细。肝脾失和，冲任失调，再以和营调气为法。

炒阿胶钱半　北艾炭一钱　炒当归三钱　焦白芍三钱　白川芎钱半　制香附三钱　炒杜仲三钱　炒川断二钱　炙甘草三分

加紫石英四钱，煅，月季花三朵。

月事衍期未至，腹痛腰酸并愈，惟带下减而未已，纳呆脘闷，姑以和中调营为法。

炒白术钱半　炒子芩钱半　炒香附三钱　炒杜仲三钱　炒川断二钱　金毛脊四钱　炒归身三钱　焦白芍三钱　炙甘草三分

加砂仁壳四分，炒竹茹钱半。

五六、腰疽溃脓

戴左　诸恙咸安，惟腰疽脓水未楚，背脊酸痛，再以养正通络为法。

川石斛三钱　云茯苓四钱　全当归三钱　秦艽肉钱半　连翘壳三钱　炒丹皮钱半　炒杜仲三钱　炒川断二钱　金毛脊四钱

加丝瓜络三寸，砂仁壳四分。

腰疽脓水渐少，脊膂酸痛亦松，再以和营通络为法。

炒潞党钱半　炒冬术钱半　白茯苓四钱　新会皮钱半　甜杏仁三钱　真川贝钱半　款冬花钱半　炒川断二钱　怀牛膝炒，二钱

加丝瓜络三寸，野郁金一钱。

五七、狐疝坠痛

周左　狐疝偏坠，屏痛皆松，按脉沉弦。此由肝木侮中，厥阴气滞所致，姑以疏肝理气为法。

金铃子三钱　淡吴萸四分　延胡索二钱　小茴香四分　广木香八分　制香附四钱，打　制中朴八分　枸橘李钱半　炒橘核三钱

加荔枝核三枚，炒，七香饼二钱。

狐疝偏坠，屏痛得止，神疲肢软，按脉沉细，再以和中理气为法。

炒潞党二钱　云茯苓三钱　新会皮钱半　炒香附三钱　川楝肉三钱　广木香四分　焦楂炭三钱　东白芍三钱　淡吴萸四分

加荔枝核三钱，葫芦巴二钱。

五八、热后余邪未清

项左　危病初回，壮热亦消，神志已清，惟腑闭未宣。再以和胃润燥为治，勿使反复为幸。

鲜石斛三钱　天花粉三钱　连翘心三钱　辰茯神四钱　白杏仁三钱　真川贝钱半　生谷芽四钱　火麻仁打，三钱　郁李仁三钱，打

加荷梗尺许，爆竹叶一钱。

症情渐逸，按脉沉数，湿郁化热，阴液当亏，再以和胃清热为法。

金石斛三钱　辰茯神三钱　天花粉三钱　连翘心三钱　元参心三钱　炒丹皮钱半　青蒿梗钱半　地骨皮三钱　朱滑石四钱

加辰灯心五扎，竹叶两张。

眩晕头疼，心悸胆怯，里热鼻窒，姑以清泄。

霜桑叶钱半　粉前胡钱半　软白薇钱半　新会皮钱半　光杏仁三钱　真川贝钱半　辰茯神四钱　川石斛三钱　广郁金一钱

加鲜佛手八分，荷梗尺许。

眩晕、头痛、心悸均减，按脉沉数，再以清热渗湿为法。

川石斛三钱　茯苓皮四钱　扁豆皮炒，三钱　新会皮钱半　炒泽泻三钱　炒米仁四钱　淡防己钱半　朱滑石四钱　生谷芽四钱

加砂仁壳四分，佛手一钱。

五九、历节酸痛

郭左　历节酸痛，四肢尤甚，兼发紫云风①，姑以熄风通络为治。

川桂枝四分　海桐皮三钱　香独活钱半　桑寄生三钱　秦艽肉钱半　酒归身三钱　五加②皮钱半　炒杜仲三钱　炒川断三钱

加桑梗炒，四钱，络石藤三钱。

---

① 紫云风：病证名。发紫赤黑斑如钱，延晕如云雾之状，非疥非癣，形似麻癞，或稍作痒。

② 加：原作“茄”，据文义改。

六〇、哮喘咳呛

王右　哮喘得平，咳呛亦减，按脉沉数，再以和中降气为法。

炒潞党钱半　杜苏子三钱　粉前胡钱半　新会皮钱半　光杏仁三钱　真川贝钱半　白茯苓四钱　款冬花炙，钱半　炙甘草三分

加银杏肉三钱，炒竹茹钱半。

六一、咳逆失音

俞左　诸恙咸安，失音得清，咳呛气逆较前颇减，按脉沉细，再以扶土保金为法。

炒潞党二钱　生於术钱半　辰茯神四钱　新会皮钱半　法半夏钱半　光杏仁三钱　真川贝钱半　款冬花钱半　粉甘草三分

加白花百合三钱，玉蝴蝶五对。

症情颇逸，失音亦清，咳呛气逆，十愈七八，按脉沉细。中气尚亏，土不生金，肺失清肃，再以和脾保肺为法。

炒潞党三钱　生於术钱半　辰茯神三钱　新会皮钱半　甜杏仁三钱　真川贝三钱　款冬花钱半　冬瓜子三钱　国老草[1]三分

---

① 国老草：甘草。

加凤凰衣一钱，广郁金一钱。

六二、腹满囊肿

钱左　腹满如鼓，囊足皆肿，里热溺少，按脉沉数。此由脱力伤气，肝脾不和，升降失司所致，姑以疏和。

焦冬术钱半　茯苓皮三钱　新会皮钱半　制香附三钱　焦白芍三钱　枸橘李钱半　广木香四分　沉香屑四分　焦枳壳钱半

加白蔻仁四分，后入，官桂四分。

腹满囊肿较前颇逸，腿痈溃脓肿痛亦松，再以疏中渗湿为法。

炒於术钱半　淡吴萸四分　煨益智二钱　制香附三钱　新会皮钱半　制半夏钱半　焦枳壳钱半　广木香四分　腹皮三钱

加砂仁壳四分，官桂四分。

六三、腹痛血痢

吴左　腹痛血痢，里急后重。此由肝脾络伤所致，姑以和中调营为法。

焦冬术钱半　香附炭三钱　焦赤曲三钱　黑地榆三钱　炒槐米三钱　炮姜炭四分　焦白芍三钱　制朴花一钱　炙甘草三分

加椿根皮炒，三钱，煨木香四分，后入。

腹痛寒痢，里急均减，按脉沉涩，再从肝脾疏和为法。

炒於术钱半　白茯苓三钱　扁豆皮炒，三钱　新会皮钱半　制香附打，三钱　焦赤曲三钱　炮姜炭四分　黑地榆三钱　炙甘草三分

加卷柏炭三钱，椿根皮炒，三钱。

六四、脘胀结痞

王右　脘胀腹膨，结痞攻痛，形黄里热，面浮足肿，姑以和脾疏肝为法。

焦冬术钱半　淡吴萸四分　煨益智钱半　制香附四钱，打　新会皮钱半　制半夏钱半　炒朴花一钱　大腹皮三钱　焦枳壳钱半

加鲜佛手钱半，官桂六分。

中满结痞、浮肿皆松，里热亦淡，再以和脾渗湿为法。

炒於术钱半　茯苓皮三钱　扁豆皮二钱　新会皮钱半　香橼皮三钱　焦蒌皮三钱　炒枳壳钱半　方通草三分　炒泽泻三钱

加白蔻仁四分，后入，官桂四分。

六五、病后气阴两亏

沈左　诸恙咸安，惟里热溺黄未除，纳谷亦醒，按脉

沉弱。此由病后气阴两亏所致，再以养正清热为法。

北沙参三钱　金石斛三钱　辰茯神三钱　粉橘络钱半　香青蒿钱半　地骨皮三钱　炒泽泻二钱　生谷芽三钱　粉甘草四分

加炒竹茹钱半，川郁金一钱。

症情渐入佳境，按脉沉细而弦，此由中气尚亏，湿邪留恋所致，再以和脾渗湿为法。

生於术钱半　茯苓皮三钱　扁豆皮三钱　新会皮钱半　仙半夏钱半　制朴花一钱　朱滑石三钱　炒泽泻二钱　方通草四分

加砂仁壳四分，拣红枣五枚。

六六、行痹冲疝

钱左　右足行痹时发，又兼冲疝，按脉沉弦，姑以疏化通络为法。

川楝肉三钱　舶茴香五分　淡吴萸四分　制香附四钱，打　炒橘核三钱　焦楂核三钱　炒杜仲三钱　怀牛膝二钱，盐水炒　全当归三钱

加广木香八分，荔枝核三钱，炒。

腹满颇退，坚硬亦消，肝脾未协，再以疏和。

炒於术钱半　香橼皮二钱　新会皮钱半　焦蒌皮三钱　冬瓜皮三钱　茯苓皮四钱　沉香屑四分　广木香四分　焦枳壳钱半

加砂仁壳后入，四分，官桂四分。

六七、里热骨蒸

童左　病后原虚，里热骨蒸，盗汗甚多，溺溲短数，欲解不爽，按脉沉数，姑以和阴清热为治。

嫩西芪三钱　淡鳖甲四钱　地骨皮三钱　香青蒿钱半　炙知母二钱　生白芍三钱　炒丹皮钱半　辰茯神四钱　益元散四钱

加淮麦三钱，煅牡蛎四钱。

昨拟和阴清热之法，服之里热盗汗并减，溲溺未清，按脉沉数，再以和卫固表为治。

西绵芪三钱　防风根钱半，同炒　生於术钱半　云茯苓三钱　新会皮钱半　法半夏钱半　炒泽泻三钱　煅牡蛎四钱　沙蒺藜三钱

加糯稻根四钱，淮麦四钱。

六八、暑湿伤气

阮左　寒热如疟，汗多神疲，按脉浮紧。此由暑湿伤气，分清失司所致，姑以辛香逐邪为主。

杜藿梗钱半　香青蒿钱半　干兰草[1]钱半　新会皮钱半　制半夏钱半　焦枳壳钱半　制朴花一钱　朱滑石四钱　方通草四分

加白蔻仁四分，荷梗尺许。

---

① 兰草：佩兰。

据述疟作间日，足肿渐退，咳呛痰多，脘胀纳呆，暂以泄邪理肺为法。

香青蒿钱半　广藿香钱半　粉前胡钱半　新会皮钱半　白杏仁三钱　真川贝钱半　蜜炙桂枝四分　炒淡芩钱半　粉甘草三分

加钩藤勾后入，三钱，砂仁壳四分。

六九、盗汗脘满

朱左　疟后里热盗汗，脘满纳呆，胸痛脉弦，姑以和中固表为治。

嫩西芪三钱　防风根钱半，同炒　生白术钱半　茯神三钱　陈皮钱半　法夏钱半　枳壳炒，钱半　谷芽四钱　通草四分

加淮麦四钱，煅牡蛎四钱。

诸恙咸安，盗汗未已，再以和卫固表。

黄芪三钱　防风钱半，同炒　白术炒，钱半　茯苓三钱　陈皮钱半　法夏钱半　炒枳壳钱半　炒朴花一钱　大腹皮三钱

加淮小麦三钱，煅牡蛎四钱。

七〇、脘腹膜胀

姚左　湿郁阻气，脘满䐜胀，里热纳呆，便泄足肿，姑以疏中理气、分清水湿为治。

沉香片四分　老苏梗钱半　新会皮钱半　香橼皮二钱　茯苓皮四钱　大腹皮三钱　焦蒌皮三钱　炒枳壳钱半　制香附

三钱

加白蔻仁后入，四分，佛手钱半。

脘痛胀满，纳呆里热，按脉沉弦，姑以疏中理气为法。

川楝肉三钱　元胡索二钱　制香附三钱　新会皮钱半　制半夏钱半　焦枳壳钱半　大腹皮三钱　沉香屑四分　绿萼梅八分

加佛手钱半，玫瑰花三朵。

七一、阴疟后

张左　阴疟渐止，疟母亦松，按脉沉细，再以和中祛邪为法。

真西芪三钱　淡鳖甲炙，四钱　煨草果钱半　生常山三钱　香青蒿钱半　炒淡芩钱半　法半夏钱半　辰茯神四钱　东白芍三钱

加红枣炒，三枚，佛手钱半。

七二、少腹硬痛

陈左　少腹偏右，按之坚硬，气喘隐痛，转侧不舒，恐成肉痈。此由气屏络伤所致，姑以疏化。

川楝肉三钱　小茴香五分　淡吴萸四分　广木香八分　炒青皮一钱　新会皮钱半　沉香片五分　焦楂炭三钱　全瓜蒌三钱

加荔枝核炒，三钱，八月札钱半。

七三、腹痛下痢

钱左　劳倦脘胀结痞，腹痛下痢，里急不爽，骨蒸形瘦，姑以和中分利为法。

香连丸六分　子芩炭钱半　焦白芍三钱　制香附三钱　新会皮钱半　制半夏钱半　焦建曲三钱　南楂炭三钱　带皮苓三钱

加白蔻仁四分，后入，石莲肉四钱，打。

七四、触秽身热

孙左　触秽挟邪，脘满懊憹，畏寒身热，纳呆溲赤，按脉浮紧，姑以疏中祛邪为法。

香薷花六分　制川朴八分　扁豆皮三钱　新会皮钱半　制半夏钱半　炒枳壳钱半　带皮苓三钱　范志曲三钱　南楂炭三钱

加白蔻壳四分，鲜佛手钱半。

七五、咳呛气逆

沈左　寒热脘满、气逆并愈。惟咳呛未除，按脉沉数，再以和中理肺、降气化痰，以冀徐效。

北沙参三钱　川石斛三钱　云茯苓三钱　新会皮钱半　法半夏钱半　甜杏仁三钱　真川贝钱半　冬瓜子三钱　粉前胡钱半

加炒竹茹钱半，银杏肉三钱。

七六、咳呛舌糜

殷左　腹痛肠鸣、泄泻皆减，咳呛痰黏，口舌糜烂，按脉濡数，气阴两亏，恐难以支持，须当慎之。

炒於术钱半　白茯苓三钱　扁豆皮三钱　焦白芍三钱　御米壳三钱　诃子肉二钱　细生地四钱　梗通草五分　甘草梢四分

加淡竹叶钱半，石莲肉四钱。

七七、暑热吐泻

孟左　寒热类疟，呕吐泄泻，脘满纳呆，按脉浮紧，暑湿阻气，升降失司，姑以和中祛邪为法。

陈香薷钱半　制小朴八分　扁豆皮炒，三钱　广藿香钱半　香青蒿钱半　干兰草钱半　带皮苓三钱　大腹皮三钱　范志曲三钱

加白蔻仁后入，四分，青木香五分。

七八、肝郁咳呛

施右　气郁伤肝，忧郁伤肺，以致咳呛气逆，有声无痰，胸胁隐痛，汗泄甚多。姑以和卫固表、理肺降气为治。

西绵芪三钱　防风根钱半，同炒　生白术钱半　辰茯神四钱　甜杏仁三钱　真川贝钱半　海浮石四钱　煅牡蛎五钱　煅龙骨四钱

加淮麦三钱，银杏肉三钱，打。

七九、胸胁隐痛

童左　胸臆偏左隐痛，按之如痞，曾经失血，按脉沉弦。此由肝阳挟痰，流络为患，营气不从所致，姑以疏化通络为法。

旋覆花钱半，包　新绛屑六分　嫩钩藤四钱，后入　炒归须二钱　单桃仁三钱　川郁金一钱　沉香屑四分　煅瓦楞四钱　枸橘李钱半

加丝瓜络三寸，八月札钱半。

八〇、寒热湿阻

章右　寒热如疟，脘闷呕恶，纳呆神疲，按脉浮迟。此由寒邪挟湿，阻遏中焦，姑以疏中祛邪为法。

炒柴胡四分　炒淡芩钱半　法半夏钱半　制小朴八分　新会皮钱半　制香附三钱　广藿香钱半　香青蒿钱半　干兰草钱半

加白蔻仁后入，四分，青木香五分。

八一、咳呛气逆

徐右　呕逆吐红、胁痛并止，咳呛气逆较前已减，按脉沉数，再以和中理肺为治。

北沙参三钱，米炒　炙桑皮三钱　云茯苓四钱　新会皮钱半

甜杏仁三钱　真川贝钱半　款冬花钱半　冬瓜皮三钱　粉甘草三分

加银杏肉打，三钱，凤凰衣八分。

八二、咳呛痰血

李左　咳呛痰黏，痰中带红，里热形瘦，按脉沉数。此由肝阳上逆，肺失下降，姑以和中降气为法。

南沙参三钱　杜苏子三钱　炙桑皮三钱　地骨皮三钱　炒知母三钱　白杏仁三钱　真川贝钱半　茜草根三钱，炒　怀牛膝三钱

加灯心灰二分，包，银杏肉三钱，打。

八三、肺痿吐血

程左　咳呛气逆，痰秽如脓，吐红盈碗，胸胁络痛，咽痛失音，形瘦里热，面浮足肿。此由湿郁化火，火旺克金，肺热叶焦则成肺痿，症勿轻视，须当慎之。

北沙参三钱　桑白皮三钱　炙知母三钱　白杏仁三钱　真川贝钱半　生米仁四钱　煅蛤蚧五钱　茜草根炒，三钱　云茯苓四钱

加参三七六分，藕节炭四钱。

八四、盗汗足痛

姜右　阴疟较减，足萎漫肿，酸痛亦松，胃纳未醒，

按脉沉细，寐间盗汗，黎明尤甚。此由营虚卫薄，络脉失养所致，再以和卫固表、柔养通络为法。

西绵芪三钱　防风根钱半，同炒　生於术钱半　云茯苓四钱　全当归三钱　焦白芍三钱　宣木瓜二钱　川萆薢三钱　新会皮钱半

加嫩桑梗湿炒，四钱，砂仁壳五分。

八五、胁腹疼痛

钱右　产后左胁结痞，气攻欲胀欲痛，腹疼便泄，今则虽减，按脉沉弦。此由肝脾不和，运行失司所致，姑以和中抑木为法。

炒於术钱半　云茯苓三钱　制香附四钱　枸橘李钱半　新会皮钱半　沉香片四分　川郁金一钱　广木香四分　淡吴萸四分

加绿萼梅八分，代代花四分。

八六、肺痿痰脓

朱右　肺痿咳痰如脓，已经三月有余，里热盗汗，面浮足肿，寒热时作。此由虚火燥金，肺热叶焦所致，姑以清金润肺为治。

南沙参三钱　桑白皮三钱　炙知母三钱　白杏仁打，三钱　川贝母钱半　海浮石四钱　生蛤壳四钱　生米仁四钱　粉甘草三分

加银杏肉打，三钱，活芦根一两。

八七、咳呛呕痰

高左　阴疟咳呛，有声无痰，久而不已，呕恶痰沫，姑以和中祛邪为法。

蜜炙桂枝四分　白杏仁三钱　水炙甘草三分　新会皮钱半　制半夏钱半　真川贝钱半　嫩钩藤后入，三钱　川郁金一钱　云茯苓四钱

加银杏肉三钱，炒竹茹钱半。

八八、咳呛吐红

顾左　咳呛气逆，痰沫喑哑，吐红屡发。此由气屏伤络，肝阳射肺所致，姑以疏降。

南沙参三钱　旋覆花包，钱半　煅代赭石四钱　杜苏子三钱　白杏仁三钱　川贝母钱半　生米仁四钱　煅蛤蚧四钱　云茯苓四钱

加海浮石三钱，银杏肉打，三钱。

八九、腹痛腰酸

时右　腹痛胀满，腰酸带下，按脉沉弦。肝木侮中，脾不输运，姑以疏和。

左金丸五分，先吞　东白芍三钱　煅瓦楞四钱　制半夏钱半　新会皮钱半　台乌药三钱　广木香四分　川楝肉三钱　元胡索二钱

加八月札钱半，代代花四分。

九〇、咳逆失音

朱左　咳呛气逆，失音咽痛，里热盗汗，按脉沉数，虚火燥金，肺失清肃，姑以和土保金为法。

西绵芪三钱　防风根一钱，同炒　生白术钱半　辰茯神三钱　新会皮钱半　甜杏仁三钱　真川贝钱半　款冬花钱半　海浮石三钱

加凤凰衣一钱，青竹叶三钱。

下　卷

一、吐血愈后

仲左　示及吐红已愈，惟无形虚热之气倏升倏降，升则诸恙蜂起，降则诸恙稍安，总属脾胃升降失其常度，肺气失于流利也。以肺主气，诸气膹郁皆属于肺，肺主一身流行之气焉。再以培土生金、和胃理气，俾得冬至不剧为幸。

潞党参三钱，米炒　野於术钱半　云茯苓四钱　全当归三钱，酒炒　东白芍炒，三钱　厚杜仲三钱，盐水炒　新会皮钱半，盐水炒　海桐皮三钱　片姜黄八分　国老草三分，蜜炙　川续断二钱，酒炒　白杏仁三钱，打

加丝瓜络三寸，紫衣胡桃肉三钱。

用藕节炭五钱，路路通七枚，煎汤代水煎药为妙。

二、寒热如疟

董左　寒热如疟，久而不已，脘满溺赤，便艰不爽，舌绛苔剥，按脉沉数。此由温邪挟湿，化燥烁阴，胃液暗耗，姑以清养胃阴，以和燥金为法。

金石斛三钱　天花粉三钱　粉橘白钱半　连翘心三钱　辰茯神四钱　炒丹皮钱半　香青蒿钱半　干兰草钱半　益元散四

钱，包

加淡竹叶钱半，辰灯心五扎。

三、疮后余症

俞左　疮后里热，脘满纳呆，神疲溲赤，按脉沉细，姑以和脾渗湿为治。

川石斛三钱　云茯苓三钱　新会皮钱半　法半夏钱半　制朴花一钱　大腹皮三钱　粉萆薢三钱　朱滑石三钱　方通草四分

加白蔻壳四分，鲜荷叶一角。

四、肝　积

经谓：五脏为积，六腑为聚①。积有五积，心积伏梁，肺积息贲，肝积肥气，肾积奔豚，脾积痞块是也。又谓：乙癸同源，肾肝同治，痛久必入血络。肝为藏血之脏，左边不得眠卧，由木火升冲遏盛，眠向于左，则遏抑其性，痛必加剧矣。所云温通二字，温者温气之义，非温燥竞进之谓。但肌肉已经销烁，燥则又恐伤阴，似不宜用也。鄙拟和脾益气以化湿，柔肝养营而通络，未识是否，以候裁酌。

生於术钱半　霍石斛三钱　扁豆皮炒，三钱　辰茯神三钱　粉橘络钱半　枸橘李钱半　东白芍三钱　煅瓦楞四钱　乌拉草

---

①　五脏为积六腑为聚：语本《难经·五十五难》。

八分　川郁金一钱　当归尾三钱　嫩钩藤四钱

加路路通五枚，伽楠香二分，磨汁冲服。

五、咳　喘

陈峰师　昨拟和中理肺、降气涤痰之法，服之咳呛、喘逆较前均减，按脉沉细，中气尚亏，脾不输津，浊痰阻气，肺气上逆所致。再以和中降气，以冀血症不发为幸。

北沙参三钱　旋覆花钱半，包　煅代赭四钱　杜苏子三钱　白杏仁三钱　真川贝钱半　云茯苓四钱　白石英三钱　东白芍三钱

加凤凰衣八分，白果肉三钱，打。

六、肝脾不和

胡左　气屏络伤，肝脾不和，以致腹痛便溏，肠风远血，里热形黄，中满结痞，渐成虚膨，姑以疏和。

炒於术钱半　淡吴萸四分　煨益智钱半　制香附三钱　新会皮钱半　制半夏钱半　焦枳壳钱半　茯苓皮五钱　制朴花一钱

加白蔻仁四分，后入，官桂四分。

七、浊痰阻肺

吴右　咳呛虽减，气逆痰多，脘满纳呆。此由浊痰阻气，肺气上逆所致，姑以降气化痰为法。

旋覆花钱半，包　煅代赭四钱　杜苏子三钱　粉前胡钱半　新会皮钱半　白杏仁三钱　川贝母钱半　白茯苓四钱　怀牛膝三钱，炒

加白果肉三钱，打，炒竹茹钱半。

八、咳呛胁痛

蔡右　咳呛气逆、胁痛均减，按脉沉细，再以疏降。

北沙参三钱，米炒　杜苏子三钱　粉前胡钱半　新会皮钱半　白杏仁三钱　川贝母钱半　白茯苓四钱　怀牛膝三钱，炒　冬瓜皮三钱

加沉香片四分，白果肉三钱，打。

九、里热盗汗

施右　咳呛气逆、胁痛较前均减，里热盗汗，按脉沉细。此由肝阳射肺，肺失清肃所致，再以和中理肺为法。

嫩西芪三钱　防风根钱半，同炒　生白术钱半　辰茯神四钱　新会皮钱半　杜苏子三钱　甜杏仁三钱　真川贝钱半　款冬花钱半

加淮麦三钱，碧桃干二钱。

用糯稻根一两，煎汤代水煎药。

一〇、肝脾不和

马左　腹痛肠鸣，便泄纳呆，按脉浮紧。此由肝脾不

和所致，姑以和中抑木为法。

焦冬术钱半　淡吴萸四分　煨益智仁钱半　新会皮钱半　制香附三钱　沉香曲二钱　广木香四分，煨后入　大腹皮三钱　川郁金一钱

加砂仁壳四分，炒朴花一钱。

一一、疟后余症

陈右　疟后咳呛，痰黏不爽，又兼左足酸痛。今则虽缓，而咳则隐痛，纳谷呆钝，经水涩少，形瘦里热，按脉弦细，尺部沉涩，寐间盗汗。皆属真阴内亏，阴不摄阳，虚阳浮越，肺金受燥，清肃失司所致，暂以和卫理肺为治。

嫩西芪二钱　防风根一钱，同炒　生於术钱半　辰茯神四钱　粉橘络钱半　肥石蚕钱半　甜杏仁三钱　真川贝钱半　怀牛膝炒，二钱

加凤凰衣八分，淮麦三钱。

一二、形瘦腹膨

陆右[1]　劳伤肝脾，形瘦里热，宿痞腹膨，年已标梅[2]，情窦未开，姑以扶土抑木为法。

---

① 右：原作“左”，据文义改。

② 标梅：梅子成熟后落下来，比喻女子已到了出嫁年龄。《诗·召南·标有梅》：“标有梅，其实七兮；求我庶士，迨其吉兮。”

炒於术一钱五分　白茯苓三钱　扁豆衣三钱，炒　新会皮钱半　霞天曲钱半，炒　炒枳壳钱半　制香附三钱，打　广木香四分　粉甘草三分

加缩砂仁四分，七香饼钱半。

一三、中气亏虚

杜左　遗泄得止，伛偻亦愈，流注渐消渐敛，按脉沉细。中气尚亏，再以培中益气、摄下固精为法。

炒潞党二钱　炒於术钱半　云茯神四钱　新会皮钱半　竹沥曲二钱　炒杜仲三钱　炒川断二钱　煅牡蛎四钱　煅龙骨四钱

加金毛脊四钱，丝瓜络三寸。

一四、肝脾不和

张左　脘痛胀满，结痞攻动，里热脉弦，肝脾不和，运行失司，姑以疏化。

川楝肉三钱　元胡索二钱　淡吴萸四分　制香附四钱　新会皮钱半　制半夏钱半　焦枳壳钱半　沉香片四分　广木香四分

加白蔻仁四分，后入，佛手钱半。

一五、痿　症

叶右　右足酸痛，不肿不红，难以步履，此痿症也。

里热盗汗，形黄肉削，时欲便溏，按脉沉细。此由肝肾两亏，营虚气痹所致，暂以和卫调中、养营通络。

真西芪炒，三钱　防风根一钱，同炒　生冬术钱半　炒杜仲三钱　炒川断二钱　怀牛膝二钱，炒　秦艽肉钱半　五加皮钱半　全当归三钱，酒炒

加千年健二钱，酒炒桑梗四钱。

一六、肝脾不和

王右　腹痛泄泻已经三载，头蒙心悸，两足浮肿，脘满膜胀，至冬咳呛，气逆痰沫，按脉沉细。此由肝脾不和，运行失司，姑以和土抑木、理气化湿为法。

炒於术钱半　淡吴萸四分　煨益智钱半　制香附四钱，打　新会皮钱半　焦白芍三钱　御米壳三钱，炒　诃子皮二钱，炒　炮姜炭四分

加煨木香四分，后入，官桂四分。

一七、寒热吐泻

顾左　寒热类疟，吐泻交作，脘闷纳呆，姑以疏解。

川桂枝四分　白杏仁三钱　制半夏一钱　新会皮钱半　制小朴八分　广藿香钱半　香青蒿钱半　焦枳壳钱半　朱滑石三钱

加白蔻仁四分，青木香一钱。

一八、疟母攻痛

陆左　劳伤腹痛，便溏肠红，疟母攻痛，里热形瘦，面浮足肿，按脉沉弦，姑以和脾疏肝为治。

炒於术钱半　淡吴萸四分　煨益智钱半　新会皮钱半　制半夏钱半　制香附三钱，打　黑地榆三钱　槐米炭三钱　焦白芍三钱

加煨木香四分，后入，炮姜炭五分。

一九、腹痛肠风

王左　腹痛肠风，便溏结痞，溲溺混浊，欲解屏痛，按脉沉数。肝脾络伤，姑以疏和。

焦冬术钱半　淡吴萸四分　煨益智钱半　制香附三钱，打　新会皮钱半　制半夏钱半　制朴花一钱　炒车前三钱　带皮苓四钱

加煨木香四分，后入，淡竹叶钱半。

二〇、腰痛肠风

陆左　腰脊酸痛，肠风便溏，按脉沉弦。此由肝脾络伤所致，姑以和中调营为法。

炒於术钱半　香附炭三钱　焦赤曲三钱　黑地榆三钱　炒槐米三钱　炮姜炭五分　焦白芍三钱　子芩炭钱半　卷柏炭三钱

加椿根皮三钱，炒，红枣三枚，炒。

二一、咳呛痰阻

邵右　始而失血，时发时止，咳呛气怯，痰沫不爽，甚则泛呕，里热骨蒸，形瘦肉削，按脉濡数，右部浮滑，乃当怀妊。正值太阴脾不输津，蒸痰阻气，肺气上逆，血随气升，气即火也。暂拟和中理气、润肺祛痰，症屡纠缠，须善理之。

生於术钱半　炒子芩钱半　云茯苓三钱　粉橘络钱半　甜杏仁三钱　真川贝钱半　冬青子三钱　墨旱莲三钱　淡秋石五分

加凤凰衣八分，银杏肉三钱。

用藕节炭四钱，糯稻根五钱，煎汤代水，以水煎药。

二二、脾失输运

冯左　劳倦伤气，脾不输运，以致脘胀腹痛，便泄溺赤，里热，姑以疏和。

焦冬术钱半　淡吴萸四分　煨益智钱半　制香附三钱，打　新会皮钱半　制半夏钱半　焦枳壳钱半　制朴花一钱　大腹皮三钱

加砂仁壳四分，煨木香五分，后入。

二三、腰酸足萎

陆左　腰脊酸痛、足萎无力较前皆松，便血亦止，惟

能纳不运，胃强脾弱，脾不输津所致，再以和脾化湿、柔肝理气为法。

炒潞党钱半　炒於术钱半　云茯苓四钱　淮山药炒，三钱　扁豆皮三钱，炒　益智仁钱半　制香附三钱，打　广木香四分　台乌药三钱

加缩砂壳四分，海金沙四钱，包。

二四、麻风肌麻

陆左　麻风肌肉麻木渐愈，黑色渐退，按脉沉细，再以养营熄风为治。

酒炒生地四钱　黑料豆皮三钱　鳖虱胡麻[①]三钱　白池菊炒，钱半　鸟不宿三钱　全当归三钱　五加皮钱半　桑寄生三钱　粉甘草三分

加酒炒桑梗四钱，络石藤三钱。

二五、虚　怯

葛右　瘰疬旋溃旋起，脘腹胀满，月事不转，里热盗汗，病已年余，渐成虚怯，慎之。

真西芪炒，三钱　防风根钱半，同炒　生於术钱半　辰茯神四钱　新会皮钱半　枸橘李钱半　制香附三钱　沉香曲二钱　川郁金一钱

---

① 鳖虱胡麻：胡麻中栗色者。

加淮麦三钱，代代花四分。

二六、痫 厥

陈左 痫厥屡发，眩晕头疼，手足抽搐，神志模糊，姑以和中熄风为法。

白附子八分 嫩钩藤四钱，后入 煨天麻八分 白池菊钱半，炒 石决明五钱 苍耳子三钱 广郁金一钱 辰茯神四钱 天竺黄钱半

加青蒙石四钱，辰灯心五扎。

二七、湿热中阻

姜左 寒热头疼，脘闷胁痛，纳呆神疲，面黄黑色。湿热阻气，分清失司，姑以疏解。

大豆皮三钱 嫩苏梗钱半 广藿梗钱半 香青蒿钱半 新会皮钱半 法半夏钱半 焦枳壳钱半 朱滑石四钱 制小朴一钱

加白蔻仁四分，后入，炒竹茹钱半。

二八、肠风腹痛

裔左 咳呛气逆，吐红得止，肠风腹痛复发。此由气屏络伤，血从内溢所致，再以和中调营为治。

炒於术钱半 辰茯神三钱 新会皮钱半 制香附三钱，打 焦白芍三钱 黑地榆三钱 槐米炭三钱 茜草根炒，三钱 真

川贝钱半

加椿根皮四钱，炒，银杏肉三钱，打。

二九、咳 呛

巫左 咳呛痰黏，气机不舒，按脉沉弦。肝阳上逆，肺失下降，姑以和中理肺为法。

北沙参三钱，米炒 杜苏子三钱 新会皮钱半 白杏仁三钱，打 川贝母钱半 冬瓜子三钱 云茯苓四钱 怀牛膝三钱，炒 白石英三钱，煅

加砂仁壳四分，荷边两圈。

三〇、肝脾失统

庞右 癸水不转已经六载。去冬失血，上吐下泻，脘腹胀满，按脉弦细。此由肝脾失统，冲任暗损，症屡纠缠，须善理之。

炒丹参三钱 鸡血藤三钱 炒香附三钱 炒当归三钱 焦白芍三钱 白川芎钱半 炒杜仲三钱 炒川断二钱 金毛脊四钱

加北艾炭八分，煨木香四分，后入。

三一、肠风便血

顾左 腹痛便溏，肠风近血，按脉沉细。肝脾络伤，络血内溢，姑以和中调营为法。

炒於术钱半　云茯苓三钱　新会皮钱半　制香附三钱　焦白芍三钱　炮姜炭四分　黑地榆三钱　槐米炭三钱　炙甘草三分

加煨木香四分，后入，椿根皮三钱，炒。

腹痛、便溏、肠风均减，按脉沉细。肝脾未协，再以疏和。

炒於术钱半　云茯苓三钱　新会皮钱半　制香附三钱　焦白芍三钱　炮姜炭四分　卷柏炭三钱　椿根皮炒，三钱　国老草三分

加侧柏叶四钱，炙，焙荷蒂三枚。

三二、狐　疝

金左　淋浊得止，狐疝屏痛较前亦松，按脉沉弦，再以疏肝通气为治。

金铃肉三钱　小茴香五分　淡吴萸四分　焦楂炭三钱　炒橘核三钱　广木香六分　制朴花八分　枸橘李钱半　粉萆薢三钱

加荔枝核炒，三钱，丝瓜络三寸。

三三、淋浊溺赤

钱左　淋浊溺赤逾年复发，按脉沉涩，少腹隐痛。此由湿热下注，分清失司所致，姑以和中分利为法。

川石斛四钱　带皮苓四钱　川萆薢三钱　炒泽泻三钱　朱

滑石四钱　甘草梢五分　炒米仁四钱　沙苑子三钱　白莲须二钱

加淡竹叶钱半，藕节三枚。

三四、热痞鸡盲

沈左　诸恙渐安，惟里热结痞未舒，鸡盲①，脉数，再以和中理肺为治。

北沙参三钱　生於术钱半　云茯苓四钱　扁豆皮炒，三钱　新会皮钱半　法半夏钱半　焦枳壳钱半　大腹皮三钱　香橼皮二钱

加夜明砂钱半，包，砂仁末后入，四分。

三五、腹满痛盗汗

沈左　脘腹胀满，攻痛复发，里热盗汗。营虚卫薄，肝脾不和所致，姑以和中抑木为法。

金铃肉三钱　延胡索二钱　淡吴萸四分　制香附三钱　新会皮钱半　制半夏钱半　沉香片四分　辰茯神三钱　枸橘李钱半

加七香饼二钱，绿萼梅八分。

三六、痢　疾

吴左　腹痛、血痢、里急均减，按脉沉细，肝脾未

---

① 鸡盲：夜间视物不清，白昼如常的病证。

协，再以和中分利为法。

炒於术钱半　茯苓皮四钱　扁豆皮炒，三钱　制香附四钱　子芩炭钱半　焦白芍三钱　炮姜炭四分　焦赤曲三钱　炙甘草三分

加煨木香四分，后入，砂仁壳四分。

三七、潮热咳呛

顾左　症情颇逸，按脉沉细，午前潮热，入暮咳呛。皆属营虚卫薄，肺失清肃所致，再以和中理肺为治。

炒潞党钱半　带皮苏梗钱半　粉前胡钱半　新会皮钱半　白杏仁三钱　川贝母钱半　云茯苓四钱　款冬花钱半　冬瓜子三钱

加凤凰衣一钱，银杏仁三钱，打。

三八、久痢

吴左　肿胀颇退，久痢腹痛、后重均减，按脉沉细，再当和脾调中为法。

炒潞党二钱　炒冬术三钱　云茯苓三钱　新会皮钱半　焦白芍三钱　炮姜炭四分　御米壳炒，三钱　诃子皮炒，二钱　炙甘草三分

加煨木香四分，后入，红枣炒，三枚。

肿胀已退，久痢腹痛、后重并减，按脉沉弱。中气尚亏，幽门导滑，再以和中收涩为治。

炒潞党钱半　炒於术钱半　云茯苓四钱　新会皮钱半　御米壳三钱，炒　诃子肉三钱，炒　焦白芍三钱　炮姜炭四分　炙甘草三分

加石莲肉四钱，打，焙荷蒂五枚。

三九、腹满咳呛

张左　腹满作胀，结痞攻痛，咳呛气逆，腹痛便溏，肝脾络伤，运行失司。肺气上逆所致，姑以疏中理气为法。

沉香片四分　杜苏子三钱　新会皮钱半　白杏仁三钱　川贝母钱半　炒枳壳钱半　香橼皮二钱　大腹皮三钱　制香附三钱，打

加煨木香四分，后入，砂仁壳四分。

四〇、肝郁肺肾气冲

协君　咳呛喘逆已经有年，今则骤然气从痰升，周夜不能安卧，痰沫窒塞，胸臆甚至气不舒展，额汗黏腻频作，按脉沉细带弦，尺部细弱如丝。此由气郁伤肝，肝阳上逆所致，以致肺气失降，肾气上冲，中无砥柱所致。恐其上下之气不相维续，即防喘脱，鄙拟培中摄纳，柔肝理气。未识然否，即请主裁。

老山参四分，另煎汁　蛤蚧尾五分　真坎炁一条，酒洗　菟丝饼三钱　沙苑子三钱　怀牛膝三钱，盐水炒　新会皮钱半，盐水

炒　杜苏子三钱，蜜水炙　云茯苓四钱

加沉香汁三分，磨冲，川郁金一钱。

用淮小麦四钱，泽青铅一两，二味煎汤代水，以水煎药。

又方：

前拟培中益气、摄纳肾真之品，服之喘逆渐平，气促已止，咯痰未爽，卧难着枕，腑闭得宜，溲溺频数，显系中气大亏，脾不输津，蒸痰阻气，肺气失于清肃，肾气由此上浮。按脉沉细，左手带弦，尺部微弱。俾得中阳输运，方可转危为安。交节伊迩①，尤宜谨慎，拟方仍候主裁。

台人参六分，另煎冲　野於术钱半　云茯苓四钱　新会皮钱半，盐水炒　仙半夏钱半　真川贝二钱，去心　杜苏子三钱，蜜炙　怀牛膝三钱，盐水炒　白石英四钱，煅

加凤凰衣八分，银杏肉三钱，打。

用秋梨皮一两，淮小麦四钱，二味煎汤代水，以水煎药。

加减方：

加入旋覆花钱半，绢包，白芥子钱半，冬瓜子三钱，枇杷叶去毛。减去台人参、银杏肉、怀牛膝、秋梨皮、淮小麦。

又方：

前拟培中摄纳之法，服后气促渐平，咳呛、痰喘均

---

① 伊迩：将近。

减，舌液得回，汗泄已止，皆佳兆也。惟胃纳未充，寤不安寐，按脉濡细，尺部沉弱。此关中气当亏，脾不输津，浊痰阻气，肺气未宣，冲气上逆。东垣谓：脾为生痰之源，肺为聚痰之器。以肺主出气，肾主纳气故耳。再拟和脾调中，参以摄纳肾气为治，勿使复剧为幸，拟方候主裁。

台人参八分，另煎冲　生於术钱半　云茯神四钱　蛤蚧尾五分　菟丝饼三钱　怀牛膝三钱，盐水炒　白石英四钱，煅　东白芍三钱　杜苏子三钱　新会皮钱半　真川贝钱半，去心　甜杏仁三钱

加凤凰衣八分，银杏肉三钱。

用太阴元精石五钱，左顾牡蛎五钱，二味煎汤代水，以水煎药。

又方：

咳呛痰沫，行动气促，卧不着枕，左胁隐痛，呼吸皆碍，胃不思纳，按脉沉细，左手带弦，两尺微细，重按无神。此由中气大亏，脾不输津，气火交炽，炼津为痰，阻遏中路，肺气失降，肾气上浮，中无砥柱所致。恐其上下之气不相维续，即防虚脱，勉拟培中纳气之法，未识然否，以候裁。

吉林参六分，另煎冲　真坎炁一钱，洗　蛤蚧尾六分　菟丝饼三钱　沙苑子三钱　怀牛膝三钱，盐水炒　绵杜仲三钱，盐水炒　云茯神四钱，辰砂拌　新会皮钱半

加紫衣胡桃肉三钱，凤凰衣一钱。

另服金匮肾气丸二钱。

加减方：

加杜苏子三钱，甜杏仁三钱，川贝母二钱，减菟丝饼、沙苑子、凤凰衣。

四一、大汗四逆

俞右　乍寒乍热，汗泄如珠，四肢逆冷，两目直视，欲言不语，按脉沉细，尺部无神。此疮久原虚，又兼伏邪内蕴，恐其正不敌邪，即防虚脱。慎之！慎之！

台参须五分　云茯苓三钱　麦冬肉二钱　煅牡蛎四钱　煅龙骨四钱　东白芍三钱　新会皮钱半　广藿香四分　香青蒿钱半

加淮小麦四钱，沉香屑四分。

四二、淋　浊

耀南兄　淋浊屏痛依然，溺赤渐淡，按脉沉细而数。此系湿浊阻气，分清失职，再以和阴分泄，方可问安。

金石斛三钱　带皮苓四钱　粉猪苓二钱　川萆薢三钱　益智仁钱半　怀山药炒，三钱　台乌药三钱　白莲须二钱　沙苑子三钱

加淡竹叶二钱，辰灯心五扎。

四三、阴 疟

文奎弟 阴疟又兼畏寒身热，脘闷纳呆，咳呛气遏，卧不着枕。暑湿蒸痰，阻遏肺气，姑以疏降。

旋覆花钱半，包 煅代赭三钱 黄防风钱半 杜苏子三钱 粉前胡钱半 新会皮钱半 白杏仁三钱 真川贝二钱 云茯苓四钱

加银杏肉三钱，益元散四钱，荷叶包。

四四、偏头风

何右 偏头风连及肩棱酸痛，右目起星，红筋滋漫，翳膜遮睛，视物羞明，姑以清肝熄风为法。

南沙参三钱 露桑叶钱半 炒丹皮钱半 黑山栀钱半 白蒺藜三钱 蔓荆子三钱 白池菊钱半，炒 石决明四钱，煅 青葙子钱半

加荷边一圈，谷精珠三钱。

四五、痈

潘左 肚痈肿痛坚硬，形如覆碗，寒热交作，按脉沉数。浮郁阻气，营气不从，势防蒸脓，姑以疏化。

川楝肉三钱 元胡索二钱 制香附三钱 炒青皮一钱 全当归三钱 西赤芍三钱 连翘肉三钱 川石斛三钱 带皮苓四钱

加制乳没六分，青木香八分。

四六、肺 痈

钟左　肺痈咳呛，痰秽如脓，形瘦里热，按脉沉数。湿热郁蒸，肺为娇脏，姑以和阴润肺为法。

南沙参三钱　桑白皮四钱　白茯苓三钱　甜杏仁三钱　真川贝钱半　款冬花钱半　海浮石三钱　煅蛤壳四钱　生米仁四钱

加活芦根一两，竹三七三钱。

四七、咳呛吐红

潘右　咳呛气逆，吐红屡发，月事不调，腰酸带下，按脉沉细。姑以降气涤痰，缓图治本为要妥。

旋覆花钱半，包　煅代赭四钱　杜苏子三钱　新会皮钱半　白杏仁三钱　真川贝钱半　白茯苓四钱　海浮石三钱　茜草炭三钱

加竹三七三钱，凤凰衣八分。

四八、烂皮疔

陈左　烂皮疔腐烂，肿痛寒热，按脉沉数。此由湿毒内蕴阳明所致，姑以清化解毒。

真川连五分　银花炭三钱　连翘壳三钱　土贝母三钱　黑山栀钱半　炒丹皮钱半　炒泽泻三钱　川石斛三钱　甘草节四分

加紫地丁三钱，丝瓜络三寸。

四九、盗汗咳呛

王左　寐间盗汗，上焦尤甚，已经有年，又兼疝气，或左或右，近又咳呛痰多黏腻，按脉弦细，尺部沉弱。此由肝肾两亏，中气亦弱，阴不摄阳，虚阳外越所致。暂以和卫理肺为治。

嫩西芪三钱　防风根钱半，同炒　生於术钱半　云茯苓四钱　新会皮钱半　叭哒仁三钱　真川贝钱半　款冬花钱半　煅牡蛎四钱

加淮小麦三钱，碧桃干钱半。

五〇、肝阳射肺

张右　寒热咳呛，气逆吐红，脘痛脉弦。气郁伤肝，肝阳射肺所致，姑以清降。

南沙参三钱　杜苏子三钱　粉前胡钱半　新会皮钱半　白杏仁三钱　真川贝钱半　川郁金一钱　茜草根三钱，炒　怀膝炭三钱

加参三七四分，鲜佛手八分。

五一、暑湿中阻

沈右　始而脘痛胀满，继以灼热不解，胸闷神烦，两胁隐痛，气攻如痞，便艰不爽，溲溺短赤。舌苔白腻，中

间罩灰，燥烈不堪，按脉沉数，左手带弦。此由暑湿阻气，中焦脾胃升降失司，郁而化热，热则伤阴，胃液暗耗，恐其液涸风动，有变端之虞。姑拟和胃调中、疏肝理气，参入淡渗化湿，以冀中州默运，方可转危为安。

霍石斛四钱　辰茯神三钱　粉橘络二钱　枸橘李二钱　香青蒿钱半　广藿香钱半　川郁金一钱　朱滑石四钱　梗通草六分

加鲜佛手钱半，淡竹叶二钱。

另摩伽楠香三分，分二次冲服。

五二、疹　瘖

沈右　疹瘖兼发，发而不透，身热畏寒，胸闷呕恶，纳呆少寐，便结溺少，舌黄苔腻，中间罩黑，按脉浮紧，两寸带数。此由伏邪内蕴，郁而化热，热迫营分所致，久延恐其正不敌邪，有内传之虑，姑拟疏中祛邪，俾得疹瘖透达为幸。

炒香豉三钱　姜山栀钱半　杜藿梗钱半　香青蒿钱半　干兰草钱半　白滁菊钱半，炒　川石斛四钱　辰茯神四钱　益元散三钱，绢包

加鲜佛手钱半，炒竹茹二钱。

五三、咳呛胁痛

金左　咳呛气逆，胁肋隐痛，时甚时轻，已经数月，

姑以疏降。

南沙参三钱　杜苏子三钱　粉前胡钱半　新会皮钱半　白杏仁三钱　真川贝钱半　云茯苓四钱　款冬花钱半　冬瓜子三钱

加嫩钩藤三钱，后入，枇杷叶三钱，去毛。

五四、咳呛痰黏

张右　咳呛喘逆，痰多黏腻，愈发愈甚，按脉沉弦，姑以疏降涤痰为法。

南沙参三钱　旋覆花钱半，包　煅代赭四钱　杜苏子三钱　新会皮钱半　白杏仁三钱　真川贝钱半　云茯苓四钱　怀牛膝二钱，炒

加沉香屑四分，广郁金一钱。

五五、寒邪挟湿中阻

林左　寒热如疟，头疼脘闷，纳呆溺赤，按脉浮紧，寒邪挟湿，阻遏中焦，姑以疏解。

软柴胡四分　姜淡芩钱半　香青蒿钱半　法半夏钱半　新会皮钱半　炒小朴一钱　炒枳壳钱半　大腹皮三钱　天水散[1]三钱，包

加白蔻仁四分，青木香五分。

---

① 天水散：即益元散，又名六一散，取"天一生水，地六成之"之义。具清暑利湿之功效。

五六、寒热复作

瑞年　诸恙渐安，惟寒热复作，所发尚轻，舌腻脉弦，良由正气内亏，营虚卫薄故也。再以和脾健胃、淡渗化湿为法。

川石斛三钱　辰茯神四钱　扁豆皮三钱，炒　新会皮钱半　仙半夏钱半　焦枳壳钱半　益元散四钱，绢包　东白芍三钱　炙甘草三分　炙桂枝三分，同炒

加淡竹叶二钱，荷梗尺许。

又方：

症情渐入佳境，惟里热盗汗减而未除，按脉濡细。此由中气尚亏，虚阳外越所致，再以护卫调中为治。

嫩西芪二钱　防风根钱半，同炒　炒於术钱半　辰茯神三钱　新会皮钱半　法半夏钱半　炒泽泻三钱　炒谷芽四钱　粉甘草三分

加煅牡蛎四钱，淮小麦三钱。

五七、疟后湿邪中阻

书周　疟后腹痛，肠鸣便泄，脘满纳呆，舌黄苔腻，按脉沉弦。湿邪阻气，中焦运行失职所致，姑以和中分利为法。

生於术钱半　云茯苓三钱　扁豆皮三钱，炒　新会皮钱半　霞天曲钱半　制朴花一钱　大腹皮三钱　川石斛三钱　炒谷芽

四钱

加煨木香四分，后入，荷蒂三枚，焙。

五八、病后余邪未楚

玉泉　病后原虚，余邪未楚①，寒热如疟，间日而作，按脉沉细，舌白苔腻，先宜和中分泄为治。

香青蒿钱半　广藿香钱半　干兰草钱半　新会皮钱半　制半夏钱半　炒小朴一钱　焦枳壳钱半　川石斛三钱　辰茯神三钱

加益元散二钱，包，鲜佛手一钱。

五九、痎　疟

胡左　痎疟间日，脘闷纳呆，头疼肢酸，按脉浮紧。暑湿阻气，营卫不和，姑以和中祛邪为法。

香青蒿钱半　广藿梗钱半　干兰草钱半　新会皮钱半　法半夏钱半　制小朴八分　焦枳壳钱半　朱滑石四钱　大腹皮三钱

加白蔻仁四分，后入，荷梗尺许。

六〇、产后咳喘

陆右　产后咳呛喘逆，痰薄，里热畏寒，脉浮。表邪袭肺，肺气上逆，姑以疏降。

南沙参三钱　杜苏子钱半　肥石蚕二钱　新会皮钱半　光杏仁三钱　真川贝钱半　炙桂枝三分　东白芍三钱　炙甘草

① 楚：疑作“除”。

三分

加白果肉三钱，川郁金一钱。

六一、子宫下坠

沈右　胞脬下坠、腰酸、带下较前均减，月事不转迄今三月，按脉沉数，姑以和中摄下为法。

炒潞党三钱　炒白术钱半　云茯苓四钱　制香附三钱，打　炒川断二钱　金毛脊四钱　炒柴胡四分　炒当归三钱　焦白芍三钱

加乌贼骨四钱，炙，菟丝饼三钱。

六二、疟后湿阻

朱左　疟后里热，脘满，咳呛痰沫，纳呆，形瘦神疲。湿郁阻气，分清失司，姑以疏中理气为治。

金沸草钱半，包　杜苏子三钱　粉前胡钱半　新会皮钱半　白杏仁三钱　真川贝钱半　炒枳壳钱半　白茯苓三钱　川郁金一钱

加砂仁壳四分，炒竹茹钱半。

六三、湿邪伤气

李左　遍体浮肿，腹膨囊胀，里热形黄，湿邪伤气，姑以疏化。

炙桑皮三钱　茯苓皮四钱　新会皮钱半　香橼皮二钱　大腹皮三钱　炒枳壳钱半　粉萆薢三钱　海金沙四钱，包　制朴

花一钱

加砂仁壳四分，官桂四分。

形寒身热，脘闷泛恶，盗汗神疲，姑以和卫调中为法。

芪皮三钱　防风钱半，同炒　白术钱半　茯苓三钱　陈皮钱半　法夏钱半　炒枳壳钱半　炒泽泻三钱　方通草四分

加淮小麦三钱，炒竹茹二钱。

六四、疟母攻动

杨右　疟后腹痛腰酸，带下心悸，月事衍期，眩晕脉弦。疟母攻动，姑以和脾疏肝为治。

炒丹参三钱　鸡血藤膏六分　制香附三钱，打　全当归三钱　焦白芍三钱　白川芎钱半　炒杜仲三钱　炒川断二钱　金毛脊四钱

加乌贼骨四钱，月季花三朵。

六五、腹满足肿

朱左　腹满如鼓，足肿里热，湿郁阻气，治以疏化。

沉香片四分　香橼皮二钱　新会皮钱半　茯苓皮四钱　大腹皮三钱　焦蒌皮三钱　炒枳壳钱半　广木香四分　炒车前三钱

加白蔻仁四分，后人　官桂四分。

六六、中虚挟湿

姚左　寒热复作，脘满纳呆，神疲溺赤。中虚挟湿，运行失司，姑以疏和。

川石斛三钱　白茯苓三钱　新会皮钱半　法半夏钱半　益智仁钱半　焦枳壳钱半　沉香屑四分　川郁金一钱　炒泽泻三钱

加白蔻仁四分，后入，佛手钱半。

六七、便溏足肿

俞右　里热骨蒸，形瘦内[1]削，便溏足肿，纳呆神疲，脉形细数。病延经久，须善理之。

嫩芪皮钱半　防风根钱半　生於术钱半　云茯苓三钱　新会皮钱半　仙半夏钱半　焦枳壳钱半　制香附三钱　炒泽泻二钱

加砂仁壳四分，生谷芽四钱。

六八、咳呛吐红

朱左　咳呛经久，曾经吐红，脉来弦细，治以理肺降气为治。

黄防风钱半　杜苏子三钱　粉前胡钱半　新会皮钱半　法半夏钱半　云茯苓四钱　白杏仁三钱　真川贝钱半　冬瓜子

① 内：疑为“肉”之误。

三钱

加凤凰衣八分，款冬花钱半。

六九、腹满下痢

钱左　腹满如鼓，下痢后重，里热溺赤，姑以疏化。

焦冬术钱半　炒枳实二钱　法半夏钱半　新会皮钱半　焦蒌皮三钱　香橼皮二钱　茯苓皮五钱　大腹皮三钱　广木香四分

加沉香片四分，官桂六分。

七〇、中虚失运

南老相　症情渐逸，惟胃纳未醒，按脉沉细。中气尚亏，运行失司，再以和脾健胃为法。

金石斛三钱　云茯苓三钱　新会皮钱半　仙半夏钱半　炒谷芽四钱　炒泽泻三钱　益智仁钱半　沉香曲二钱　广木香四分

加砂仁末四分，后入，代代花四分。

七一、腹痛血痢

施左　劳伤肝脾，腹痛血痢，脘胀结痞，里热形瘦，恐延中满，姑以疏和。

炒於术钱半　茯苓皮四钱　扁豆皮炒，三钱　新会皮钱半　制香附三钱　焦白芍三钱　黑地榆三钱　槐米炭三钱　炙甘草三分加煨木香四分，后入，椿根皮三钱，炒。

七二、腹满结痞

吴左　腹满如鼓，结痞攻痛，囊足皆肿，便结溺少，里热形瘦，势难支持，慎之。

焦冬术钱半　淡吴萸四分　煨益智钱半　制香附三钱　新会皮钱半　制半夏钱半　焦枳壳钱半　大腹皮三钱　茯苓皮四钱

加白蔻仁四分，后入，官桂四分。

腹满脘胀、结痞皆松，足萎酸痛，再以和脾疏肝为治。

生於术钱半　茯苓皮四钱　扁豆皮三钱，炒　新会皮钱半　香橼皮二钱　焦蒌皮三钱　焦枳壳钱半　制香附三钱　焙木瓜二钱

加砂仁壳四分，官桂四分。

七三、腹胀结痞

朱左　脘腹膨胀，结痞攻痛，形瘦纳呆，脉形濡数，暂以和脾理气为法。

炒於术钱半　淡吴萸四分　煨益智钱半　茯苓皮三钱　大腹皮三钱　香橼皮三钱　制香附三钱　炒朴花一钱　炒泽泻三钱

加砂仁壳四分，广木香四分。

七四、咳呛吐红

张左　咳呛气逆，吐红屡发，今则尤甚，里热脉数，肝肺络伤，姑以疏降。

南沙参三钱　杜苏子三钱　紫降香四分　茜草根三钱，炒　白杏仁三钱　真川贝钱半　怀膝炭三钱　墨旱莲三钱　辰茯神四钱

加参三七四分，藕节炭四钱。

七五、气郁化火烁金

蔡右　咳呛气逆，痰黏不爽，胸胁络痛。此由气郁化火，上烁肺金，肺失清肃所致，姑以和中降气为治。

南沙参三钱　旋覆花钱半，包　煅代赭四钱　杜苏子三钱　新会皮钱半　白杏仁三钱　真川贝钱半　云茯苓四钱　怀牛膝二钱，盐水炒

加凤凰衣八分，银杏肉三钱，打。

七六、中脘积痞

龚左　中脘积痞，按之坚硬，欲胀欲痛，里热形瘦，二便不爽。此由肝脾不和，运行失司所致，姑以和中理气为法。

生於术钱半　淡吴萸四分　煨益智二钱　制香附三钱　新会皮钱半　制半夏一钱　焦枳壳一钱　沉香片四分　香橼皮二钱

加白蔻仁四分，后入，佛手钱半。

七七、肝脾不和

戴左　腹满作胀、坚硬皆松，溺赤亦淡，按脉沉弦。肝脾不和，运行失职，治宜疏肝理气、和脾化湿为法。

炒於术钱半　茯苓皮三钱　香橼皮三钱　新会皮钱半　焦蒌皮三钱　大腹皮三钱　焦枳壳钱半　沉香片四分　广木香四分

加砂仁壳四分，官桂六分。

七八、肝脾不和

高右　脘胀结痞，腹痛便溏，里热纳呆，按脉弦细。肝脾不和，运行失司，姑以和中理气为法。

沉香片五分　香橼皮二钱　新会皮钱半　法半夏钱半　焦枳壳钱半　广木香四分　川郁金一钱　金铃子三钱　元胡索二钱

加佛手钱半，玫瑰花三朵。

七九、泄　泻

沈左　腹痛泄泻，久而不已，形黄里热，姑以和中收涩为治。

炒於术钱半　云茯苓三钱　新会皮钱半　御米壳炒，三钱　诃子皮二钱，炒　炮姜炭四分　黑地榆三钱　槐米炭三钱　炙

甘草三分

加煨木香四分，后入，石莲肉四钱，打。

八〇、腹痛泄泻

吕幼　腹痛肠鸣、泄泻里热、汗多均减，按脉沉数，纳呆口渴。恐延慢惊脾，姑以和中分利为法。

炒於术钱半　云茯苓三钱　扁豆皮三钱，炒　新会皮一钱　御米壳三钱，炒　诃子皮钱半，炒　南楂炭二钱　炒车前三钱　炙甘草三分

加煨木香四分，后入，钩藤三钱，后入。

八一、失血吐泻

吴左　阴阳络伤，失血，上吐下泻，腹膨作胀结痞，姑以和中调营为法。

川楝肉三钱　元胡索二钱　制香附三钱　炒归头三钱　炒白芍三钱　南楂炭三钱　茜草根三钱，炒　参三七四分　黑地榆三钱

加椿根皮三钱，炒，卷柏炭三钱。

八二、咳嗽心悸

陈左　盗汗渐减，惟咳嗽痰多，气急心悸，四肢无力，惊惕肉瞤，按脉濡细。正气尚亏，再以和中理肺为法。

炒潞党钱半　旋覆花钱半，包　杜苏子三钱　粉橘络钱半

辰茯神四钱　甜杏仁三钱　真川贝钱半　东白芍三钱　白石英三钱

加冬瓜子三钱，凤凰衣八分。

八三、病后湿阻

陆右　病后面浮足肿，里热纳呆，形黄，湿邪阻气，治以分泄。

川石斛三钱　茯苓皮三钱　扁豆皮三钱，炒　新会皮钱半　霞天曲钱半，炒　制朴花一钱　炒枳壳钱半　炒泽泻三钱　方通草四分

加砂仁壳四分，官桂四分。

八四、湿阻肝脾不和

熊左　腹满如鼓，面浮足肿，里热形黄，脘胀纳呆，湿邪阻气，肝脾不和，姑以疏中理气为法。

焦冬术钱半　淡吴萸四分　煨益智钱半　制香附三钱，打　新会皮钱半　制半夏钱半　焦枳壳钱半　大腹皮三钱　制朴花钱半

加白蔻仁四分，官桂六分。

八五、腹满纳呆

卜左　湿邪阻气，脘满纳呆，里热溺赤，按脉沉数，姑以疏中渗湿为法。

杜藿梗钱半　香青蒿钱半　新会皮钱半　法半夏钱半　焦枳壳钱半　全瓜蒌三钱　大腹皮三钱　沉香屑四分　南楂炭三钱

加白蔻仁四分，后入，佛手钱半。

八六、气虚挟湿

庄左　脱力伤气，气虚挟湿，湿郁化热，以致形瘦里热，中满溺黄，姑以和脾渗湿为法。

生於术钱半　茯苓皮四钱　扁豆皮三钱，炒　新会皮钱半　法半夏钱半　香橼皮二钱　大腹皮三钱　炒枳壳钱半　炒泽泻三钱

加白蔻仁四分，后入，官桂四分。

八七、咳呛心悸

程左　咳呛痰沫，里热盗汗，眩晕头蒙，心悸少寐，姑以和卫理肺为治。

嫩西芪三钱　防风根钱半，同炒　生白术钱半　辰茯神四钱　新会皮钱半　杜苏子三钱　白杏仁三钱　真川贝钱半　云茯苓三钱

加辰灯心数寸，淮小麦三钱。

八八、咳呛吐红

蔡左　寒热咳呛，气逆吐红，按脉弦数，先以清降。

杜苏子三钱　紫降香五分　茜草根三钱，炒　怀膝炭三钱

白杏仁三钱　真川贝钱半　川郁金一钱　参三七四分　辰茯神四钱

加藕节炭四钱，仙鹤草钱半。

八九、湿邪中焦

王左　腹膨如鼓，便溏溲少，形黄里热，脉形弦数，湿邪阻气，气化不宣，暂以理气疏中为法。

生於术钱半　茯苓皮五钱　扁豆皮三钱，炒　新会皮钱半　炙桑皮四钱　大腹皮三钱　制香附三钱　焦白芍三钱　炒车前三钱

加海金沙四钱，包，荸荠干一握。

九〇、腹膨足肿

郭左　脘痞腹膨，面黄足肿，便溏溲赤，脉形细数，暂以疏中渗湿为法。

生白术钱半　带皮苓四钱　粉猪苓二钱　炒泽泻三钱　新会皮钱半　香橼皮二钱　大腹皮三钱　制小朴一钱　炒车前三钱

加白蔻仁四分，后入，官桂六分。

九一、脘闷呕吐

金左　寒热已淡，惟脘闷呕吐，便溏溺赤，脉形弦数，治以和胃疏中为法。

川石斛三钱　云茯苓三钱　新会皮钱半　制半夏钱半　焦

枳壳钱半　炒竹茹二钱　东白芍三钱　川郁金八分　炒泽泻三钱

加白蔻仁四分，后入，鲜佛手一钱。

九二、胃失和降

陆左　症情渐入佳境，按脉沉细而弦。中焦脾胃升降未和所致，再以和胃疏中、柔肝理气为法。

金石斛三钱　云茯神三钱　法半夏钱半　新会皮钱半　炒枳壳钱半　全瓜蒌三钱　朱滑石四钱　炒泽泻二钱　大腹皮三钱

加白蔻仁四分，后入，佛手一钱。

九三、腹膨结痞

朱左　腹膨结痞，便溏溺少，形瘦脉弦，肝脾未协，再以和脾理气为法。

焦於术钱半　茯苓皮五钱　扁豆皮炒，三钱　新会皮钱半　香橼皮钱半　焦蒌皮三钱　焦枳壳钱半　制香附三钱　朱滑石四钱

加海金沙四钱，包，淡竹叶二钱。

九四、白　瘖

龚右　寒热不止，身发白瘖，舌苔薄白，脉来弦紧。此由邪滞未楚，再以和渗。

生於术一钱　桑白皮二钱　广藿香钱半　粉猪苓二钱　新

会皮钱半　制半夏一钱　沉香曲二钱　方通草三分　炒谷芽三钱　川郁金钱半　连皮苓三钱　绿滑石三钱

加鲜荷叶尺许，淡竹叶钱半。

九五、血虚风动　络脉失养

徐　眩晕得止，肩髃酸痛较前稍愈。向有肠风腹痛，可知血虚风动，络脉失养所致，再以养营通络为法。

生绵芪三钱　香桂皮三分　海桐皮三钱　片姜黄六分　秦艽肉钱半，炒　当归身三钱　宣木瓜钱半　制香附三钱　炒白芍三钱

加桑梗四钱，丝瓜络三寸。

九六、中气内亏

陶左　咳嗽喘逆，至夏尤甚，脉来沉细，中气内亏，再以和中降气为法。

南沙参三钱　旋覆花钱半，包　煅代赭四钱　粉前胡钱半　杜苏子三钱　云茯苓四钱　冬瓜子三钱　白杏仁三钱　沉香屑四分

加凤凰衣八分，炒竹茹二钱。

九七、肝脾不和

沈左　肿胀颇退，气逆亦平，胃纳渐醒，按脉沉细，肝脾未协，再以疏和。

生於术钱半　茯苓皮四钱　新会皮钱半　香橼皮二钱　焦蒌皮三钱　扁豆皮三钱　川石斛三钱　炒谷芽四钱　方通草四分

加路路通三枚，官桂四分。

九八、月事先期

曹右　月事先期，临行腹胀，腰酸带下，脘胀纳呆，按脉沉弦。此由肝脾失统，冲任不和所致，姑以和营调气为治。

炒丹参三钱　鸡血藤膏六分　制香附四钱，打　炒归身三钱　焦白芍三钱　白川芎钱半　川楝肉三钱　元胡索二钱　广木香四分

加金毛脊四钱，去毛，北艾绒五分，炒。

症情前述，毋庸再赘。

炒白术钱半　云茯苓三钱　炙甘草三分　炒柴头[1]四分　炒归身三钱　焦白芍三钱　黑山栀钱半　炒丹皮钱半　制香附四钱，打

加鸡血藤膏八分，乌贼骨四钱，炙。

九九、咳　呛

沈左　单疟得止，咳呛亦减，胃纳渐醒，按脉濡数。此由湿郁化热，上烁肺金，肺失清肃所致。再拟和中理肺

---

①柴头：柴胡。

为法。

北沙参三钱　川石斛三钱　云茯苓四钱　新会皮钱半　叭哒仁三钱　真川贝钱半　海浮石三钱　杜苏子三钱　方通草四分

加枇杷叶三张，去毛，银杏肉三钱。

一〇〇、痞　积

祝左幼　腹膨作胀，结痞攻动，肠风便溏，形瘦里热。肝脾不和，运行失司，渐成痞积，姑以疏和。

生於术钱半　茯苓皮三钱　扁豆皮三钱，炒　新会皮一钱　大腹皮三钱　焦蒌皮三钱　炒枳壳钱半　南楂炭三钱　广木香四分

加砂仁壳四分，红枣三枚，炒。

一〇一、肝脾不和

严右　气郁伤肝，肝脾不和，运行失司，以致脘腹䐜胀，里热纳呆，形瘦肉消，姑以和中抑木为法。

生於术钱半　茯苓皮三钱　扁豆皮三钱，炒　新会皮钱半　香橼皮钱半　焦蒌皮三钱　炒枳壳钱半　白杏仁三钱　象贝母二钱

加玫瑰花三朵，鲜佛手一钱。

一〇二、血风疮

汪幼　血风疮，燥裂发痒，按脉沉数，湿热化燥，营

虚风动所致，姑以养营熄风为法。

炒生地四钱　炒当归三钱　炒丹皮二钱　秦艽肉钱半　豇胡麻三钱　白地菊钱半　炙豨莶四钱　白蒺藜三钱　粉甘草三分

加银花炭二钱，侧柏叶三钱，炒。

一〇三、便溏脘痛

张幼　先后两天不足，脾不健运，以致面浮形瘦，便溏脘痛，脉形沉数。暂以和脾理气为法。

生於术钱半　淡吴萸四分　煨益智仁钱半　新会皮钱半　茯苓皮三钱　大腹皮三钱　制香附三钱　焦白芍三钱　御米壳三钱，炒

加煨木香四分，范志曲三钱。

一〇四、顽皮风

沈右　顽皮风，燥烈不堪，近兼寒热，腰酸带下，月事不转，暂以和中调气为法。

沉香片四分　香橼皮二钱　新会皮钱半　大腹皮三钱　焦蒌皮三钱　茯苓皮三钱　焦枳壳钱半　川楝肉三钱　元胡索钱半

加鲜佛手钱半，白杏仁四钱。

一〇五、怀孕腹满

吴右　怀妊腹满脘胀，寒热纳呆，按脉浮紧，姑以

疏解。

苏梗钱半　广藿钱半　青蒿钱半　兰草钱半　陈皮钱半　枳壳钱半　川石斛三钱　云茯苓三钱　制香附三钱

加砂仁壳四分，鲜佛手钱半。

一〇六、病久下痢

陈左　病久原虚，曾经失血，近兼腹痛，下痢色红，里急后重，形瘦里热，姑以和中分利为法。

生於术钱半　茯苓皮三钱　扁豆皮三钱　新会皮钱半　制香附三钱　香连丸六分　子芩炭钱半　焦白芍三钱　南楂炭三钱

加焙红枣三枚，卷柏炭三钱。

一〇七、单　疟

伯英　但热不寒，此名单疟。气逆痰喘，吐红甚多，按脉沉数。此由正虚邪实，恐难支持，须直扶之。

香青蒿钱半　广藿香钱半　干兰草钱半　新会皮钱半　白杏仁三钱　真川贝钱半　川石斛三钱　辰茯神三钱　朱滑石三钱

加参三七六分，藕节炭四钱。

一〇八、滑　精

蒋左　向有滑精，今兼咳呛，痰黏不爽，里热脉数。阴虚火旺，肺金受烁，清肃失司，姑以和阴清火[①]为法。

南沙参三钱　川石斛三钱　辰茯神三钱　粉橘络钱半　白杏仁三钱　真川贝钱半　冬瓜子三钱　海浮石三钱　白石英二钱

加凤凰衣八分，银杏肉三钱。

一〇九、偏产恶露

朱右　偏产[②]以来，恶[③]露甚微，按脉沉数，里热脘满，姑以疏中祛邪为法。

炒丹参二钱　炒当归三钱　焦白芍三钱　白川芎一钱　制香附三钱　南楂炭三钱　炒杜仲三钱　炒川断三钱　荆芥炭钱半

加茺蔚子三钱，鲜佛手钱半。

一一〇、寒热往来

杨右　寒热往来无序，周身络脉酸痛，脘满气攻作胀，月事两载不转，姑以和卫通络为法。

嫩芪皮三钱　防风根钱半，同炒　炒白术钱半　炙桂枝四分　东白芍三钱　炙甘草三分　制香附三钱　炒枳壳钱半　广木香四分

---

① 火：原缺，据文义补。

② 偏产：指产妇在分娩中因用力不当或其他原因，使儿头偏左或偏右，以致不能马上产下。见杨子建《十产论》。

③ 恶：原作“要”，据文义改。

加白蔻仁四分，鲜佛手钱半。

一一一、下　痢

许左　腹痛血痢、里急均减，再以和中涩下为法。

炒於术钱半　白茯苓三钱　扁豆皮三钱，炒　制香附三钱　焦白芍三钱　新会皮钱半　御米壳三钱，炒　黑地榆三钱　炒槐米三钱

加煨木香九分，后入，卷柏炭三钱。

一一二、咳呛喘逆

戚左　咳呛喘逆已将数月，今似尤甚，按脉沉细。此由湿痰阻气，肺气上逆所致，姑以疏降。

南沙参三钱　旋覆花钱半，包　煅代赭四钱　杜苏子钱半　新会皮钱半　甜杏仁三钱　真川贝钱半　云茯苓四钱　款冬花钱半

加凤凰衣一钱，银杏肉三钱。

一一三、目赤足酸

王左　始而目赤，继以两足酸痛，逢骱尤甚，按脉沉数，湿热下注所致，姑以渗湿通络。

桑寄生三钱　香橼皮钱半　秦艽肉钱半　宣木瓜二钱　五加皮钱半　川牛膝二钱　连翘壳三钱　川石斛三钱　带皮苓四钱

加青木香八分，络石藤三钱。

附　录

《青浦县续志》（张仁静修　钱崇威并纂）

卷十八·人物四·艺术传

赖元福，字嵩兰，居珠里。精通脉理，能起沉疴，以医鸣于时者数十载。达官显宦争以重金延聘，弟子四方负笈①，至者云集。同里陈征君②秉钧③医名最著，元福几与之埒④，人称陈赖。

又卷二十一·艺文上书目

《碧云精舍医案》，赖元福著。

沃丘仲子⑤《近代名人小传·艺术》

陈莲舫、赖嵩兰皆青浦人。莲舫宗叶天士，嵩兰宗陈

---

① 负笈：背着书箱，指游学外地。笈：书箱。

② 征君：对不接受朝廷征聘做官的隐士的尊称。

③ 秉钧：陈莲舫，字秉钧。清末江南名医。

④ 埒（liè 列）：相等，等同。

⑤ 沃丘仲子：费行简（1871—1954），字敬仲，笔名沃丘仲子，江苏武进人，晚清文豪王闿运的弟子，曾任仓圣明智大学教务长。著有《慈禧传信录》《近代名人小传》《民国十年官僚腐败史》等。

修园。海通[1]后，南中[2]名医恒来沪上，而负虚名者多，鲜有能及二人者。唯莲舫少精锐气魄，力不逮嵩兰。

① 海通：上海开埠通商后。
② 南中：我国南方和中部地区。

巢念修志

赖嵩兰先生，逊清[1]光绪间有医名，为余之祖辈交，曾与先王父[2]崇山公[3]会诊于武进盛宅，医理胜于时下，一能手也。其医案传世最鲜，亦未有好事者为之刊行。顷书友携来此钞帙二册求售，颇为雀跃，因议价得之，手自重装，借资观摩，为题《碧云精舍医案》，从《青浦县续志》所著录者也。内有门诊方案壹纸，云系手书，姑附篇首，以俟识者。

巢念修[4]率志

---

① 逊清：因清王朝以宣统皇帝逊位而告终，故称。

② 先王父：已故之祖父。

③ 崇山公：巢峻（1843—1909），字崇山，自孟河迁至上海，悬壶五十年，擅内、外科。

④ 巢念修：民国中医家，巢崇山之孙，巢风春之子。

手书门诊方案

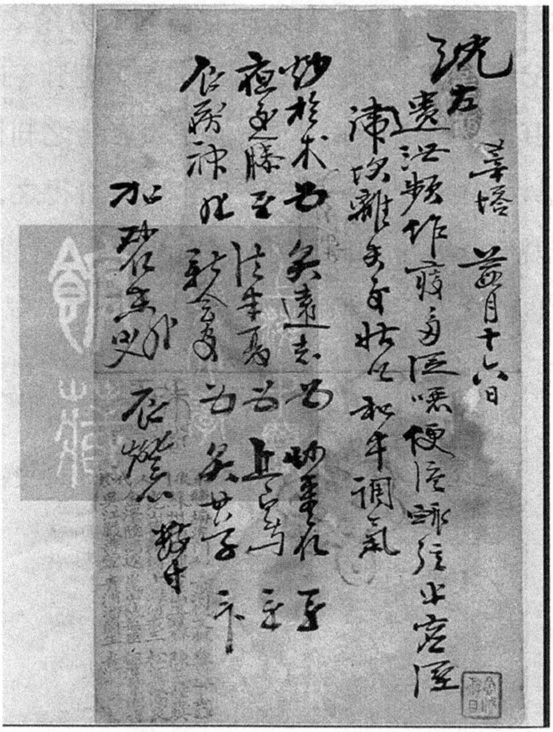

总书目

医经

内经博议

内经提要

内经精要

医经津渡

素灵微蕴

难经直解

内经评文灵枢

内经评文素问

内经素问校证

灵素节要浅注

素问灵枢类纂约注

清儒《内经》校记五种

勿听子俗解八十一难经

黄帝内经素问详注直讲全集

基础理论

运气商

运气易览

医学寻源

医学阶梯

医学辨正

病机纂要

脏腑性鉴

校注病机赋

内经运气病释

松菊堂医学溯源

脏腑证治图说人镜经

脏腑图说症治合璧

伤寒金匮

伤寒考

伤寒大白

伤寒分经

伤寒正宗

伤寒寻源

伤寒折衷

伤寒经注

伤寒指归

伤寒指掌

伤寒选录

伤寒绪论

伤寒源流

伤寒撮要

伤寒缵论

医宗承启

桑韩笔语

伤寒正医录

伤寒全生集

伤寒论证辨

伤寒论纲目

伤寒论直解

诊　　法

针灸推拿

本　草

药征

药鉴

药镜

本草汇

本草便

法古录

食品集

上医本草

山居本草

长沙药解

本经经释

本经疏证

本草分经

本草正义

本草汇笺

本草汇纂

本草发明

本草发挥

本草约言

本草求原

本草明览

本草详节

本草洞诠

本草真诠

本草通玄

本草集要

本草辑要

本草纂要

药性提要

药征续编

药性纂要

药品化义

药理近考

食物本草

食鉴本草

炮炙全书

分类草药性

本经序疏要

本经续疏

本草经解要

青囊药性赋

分部本草妙用

本草二十四品

本草经疏辑要

本草乘雅半偈

生草药性备要

芷园臆草题药

类经证治本草

神农本草经赞

神农本经会通

神农本经校注

药性分类主治

艺林汇考饮食篇

本草纲目易知录

汤液本草经雅正

新刊药性要略大全

淑景堂改订注释寒热温平药性赋

用药珍珠囊　珍珠囊补遗药性赋

方　书

医便
卫生编
袖珍方
仁术便览
古方汇精
圣济总录
众妙仙方
李氏医鉴
医方丛话
医方约说
医方便览
乾坤生意
悬袖便方
救急易方
程氏释方
集古良方
摄生总论
摄生总要
辨症良方
活人心法（朱权）
卫生家宝方
见心斋药录
寿世简便集
医方大成论
医方考绳愆
鸡峰普济方
饲鹤亭集方
临症经验方
思济堂方书
济世碎金方
揣摩有得集
亟斋急应奇方
乾坤生意秘韫
简易普济良方
内外验方秘传
名方类证医书大全
新编南北经验医方大成

临证综合

医级
医悟
丹台玉案
玉机辨症
古今医诗
本草权度
弄丸心法
医林绳墨
医学碎金
医学粹精
医宗备要
医宗宝镜
医宗撮精
医经小学
医垒元戎
证治要义
松厓医径
扁鹊心书
素仙简要

慎斋遗书

折肱漫录

济众新编

丹溪心法附余

方氏脉症正宗

世医通变要法

医林绳墨大全

医林纂要探源

普济内外全书

医方一盘珠全集

医林口谱六治秘书

识病捷法

温　病

伤暑论

温证指归

瘟疫发源

医寄伏阴论

温热论笺正

温热病指南集

寒瘟条辨摘要

内　科

医镜

内科摘录

证因通考

解围元薮

燥气总论

医法征验录

医略十三篇

琅嬛青囊要

医林类证集要

林氏活人录汇编

罗太无口授三法

芷园素社痎疟论疏

女　科

广生编

仁寿镜

树蕙编

女科指掌

女科撮要

广嗣全诀

广嗣要语

广嗣须知

孕育玄机

妇科玉尺

妇科百辨

妇科良方

妇科备考

妇科宝案

妇科指归

求嗣指源

坤元是保

坤中之要

祈嗣真诠

种子心法

济阴近编

济阴宝筏

秘传女科

秘珍济阴
黄氏女科
女科万金方
彤园妇人科
女科百效全书
叶氏女科证治
妇科秘兰全书
宋氏女科撮要
茅氏女科秘方
节斋公胎产医案
秘传内府经验女科

儿　　科

婴儿论
幼科折衷
幼科指归
全幼心鉴
保婴全方
保婴撮要
活幼口议
活幼心书
小儿病源方论
幼科医学指南
痘疹活幼心法
新刻幼科百效全书
补要袖珍小儿方论
儿科推拿摘要辨症指南

外　　科

大河外科
外科真诠
枕藏外科
外科明隐集
外科集验方
外证医案汇编
外科百效全书
外科活人定本
外科秘授著要
疮疡经验全书
外科心法真验指掌
片石居疡科治法辑要

伤　　科

正骨范
接骨全书
跌打大全
全身骨图考正
伤科方书六种

眼　　科

目经大成
目科捷径
眼科启明
眼科要旨
眼科阐微
眼科集成
眼科纂要
银海指南
明目神验方
银海精微补

医理折衷目科
证治准绳眼科
鸿飞集论眼科
眼科开光易简秘本
眼科正宗原机启微

咽喉口齿

咽喉论
咽喉秘集
喉科心法
喉科杓指
喉科枕秘
喉科秘钥
咽喉经验秘传

养　　生

易筋经
山居四要
寿世新编
厚生训纂
修龄要指
香奁润色
养生四要
养生类纂
神仙服饵
尊生要旨
黄庭内景五脏六腑补泻图

医案医话医论

纪恩录
胃气论
北行日记
李翁医记
两都医案
医案梦记
医源经旨
沈氏医案
易氏医按
高氏医案
温氏医案
鲁峰医案
赖氏脉案
瞻山医案
旧德堂医案
医论三十篇
医学穷源集
吴门治验录
沈芊绿医案
诊余举隅录
得心集医案
程原仲医案
心太平轩医案
东皋草堂医案
冰壑老人医案
芷园臆草存案
陆氏三世医验
罗谦甫治验案
临证医案笔记
丁授堂先生医案
张梦庐先生医案

医　史

综　合